Gary Null / Dr. Howard Robins

Gut zu Fuß
ein Leben lang

Der vollständige Ratgeber
für gesunde Füße und Beine

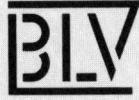

Die Deutsche Bibliothek –
CIP-Einheitsaufnahme

Null, Gary:
Gut zu Fuß ein Leben lang:
der vollständige Ratgeber für gesunde
Füße und Beine / Gary Null;
Howard Robins. [Übers. aus dem Amerikan.:
Ingeborg Andreas-Hoole]. –
München; Wien; Zürich: BLV, 1992
    Einheitssacht.: How to keep your feet &
    legs healthy for a lifetime
    ⟨dt.⟩
    ISBN 3-405-14286-5
NE: Robins, Howard:

Wichtiger Hinweis
Die in diesem Buch genannten medizinischen Ratschläge und Behandlungsmethoden sollen keinesfalls ein Ersatz für ärztliche Beratung sein. Die richtige Diagnose und Therapie muß immer Sache des Arztes bleiben.

BLV Verlagsgesellschaft mbH
München Wien Zürich
8000 München 40

Titel der amerikanischen Originalausgabe:
*How to keep your Feet & Legs healthy for
a Lifetime – The Complete Guide to Foot
and Leg Care with Special Sections for
Walkers, Joggers and Runners*
© 1990 Gary Null/Dr. Howard Robins
erschienen bei Four Walls Eight Windows Inc.,
New York/USA

© 1992 BLV Verlagsgesellschaft mbH,
München

Übersetzung aus dem Amerikanischen:
Ingeborg Andreas-Hoole
Lektorat: Edith Ch. Kiel
Herstellung: Sylvia Hoffmann

Einbandgestaltung: Julius Negele

Gesamtherstellung: F. Pustet, Regensburg

Printed in Germany · ISBN 3-405-14286-5

Weil ein Nagel fehlte, ging das Hufeisen verloren.
Weil das Hufeisen fehlte, ging das Pferd verloren.
Weil ein Reiter fehlte, ging die Schlacht verloren.
Weil die Schlacht verlorenging, ging ein Königreich verloren –
und alles, weil ein Nagel für ein Hufeisen fehlte!

Benjamin Franklin, in *Poor Richard's Almanac*

Mein besonderer Dank gilt Gary Null
für seine Ermutigung und Unterstützung,
und Trisha Carendi für ihre Hilfe.
Ich widme dieses Buch
meinem Sohn Richard, meiner Tochter Jessica
und allen Fußleidenden dieser Welt.

Dr. Howard F. Robins

Inhalt

8 Massage

Anhang

Zu diesem Buch

Das Gesundheitswesen erlebt heute eine Patientenrevolution. Unzählige Menschen geben sich bei ihrer medizinischen Versorgung nicht mehr mit einer passiven Konsumentenrolle zufrieden; sie sind nicht davon überzeugt, daß die Ärzte immer wissen, was das beste für sie ist. Der Patient von heute will seinen Körper besser verstehen, um selbst die Verantwortung für seine Gesundheit zu übernehmen: selbstbewußt und voller Überzeugung. Wenn auch Sie ein solches Gesundheitsbewußtsein entwickelt haben und sich Gedanken machen, wie Sie Krankheiten vorbeugen können, ist dieses Buch richtig für Sie. Es bereitet von Grund auf den Boden für die Gesundheit und hat sich zum Ziel gesetzt, Sie über die richtige, vorbeugende Pflege Ihrer zwar robustesten, aber oft mißhandelten und vernachlässigten Körperteile aufzuklären: Ihre Füße und Beine.

Aber vielleicht brauchen Sie bereits mehr als nur vorbeugende Pflege. Möglicherweise haben Sie zu diesem Buch gegriffen, weil Sie schon an einer Störung leiden, an die Sie bei Schritt und Tritt schmerzhaft erinnert werden. Dieses Buch wird Sie im Verständnis Ihrer Fußprobleme einen großen Schritt voranbringen: Sie erfahren, welche Ursachen Ihre Probleme haben und wie Sie sie umgehen, lindern oder sogar rückgängig machen können. Sie erfahren, welche Vorteile – und Risiken – eine medizinische Behandlung mit sich bringt, und welche Fragen Sie Ihrem Arzt stellen sollten.

Es ist heute wichtiger denn je, daß wir über die richtige Behandlung und Pflege unserer Füße und Beine Bescheid wissen. Unsere Städte mit ihren Asphalt- und Betonwegen und unsere Häuser, die nicht mehr mit federnden Holzböden, sondern wesentlich starrer konstruiert sind, setzen unsere Füße und Beine einem derartigen Streß aus, daß wir es uns einfach nicht leisten können, uns nicht um sie zu kümmern. Bis sich unsere Füße und Beine im Lauf der Evolution an die zusätzliche Belastung durch solche harten Flächen angepaßt haben (von unserer Vorliebe für modisch enge Schuhe einmal ganz zu schweigen!), müssen wir aktiv dafür sorgen, daß sie damit fertig werden. Wenn wir unseren Füßen den täglichen Streß erleichtern wollen, müssen wir uns zu allererst einmal darüber informieren, wie Umwelt, Psyche, Gewohnheiten und Mode das Wohlergehen der unteren Extremitäten beeinflussen.

Ähnlich wie unser fahrbarer Untersatz meldet sich auch unser Gangwerk, wenn wir es nicht richtig instand gehalten haben. Leichte Schmerzen und Wehwehchen bedeuten soviel wie ein Klappern und Quietschen beim Auto, und wenn wir diese Botschaften ignorieren, die es uns zu geben versucht, stellt es vielleicht völlig seinen Dienst ein. Wir alle wissen, wie recht Sokrates hatte, als er vor zweieinhalb Jahrtausenden warnte, wenn unsere Füße schmerzen, schmerze der ganze Körper, und wir würden insgesamt nicht mehr richtig funktionieren. Kluges Vorbeugen kann uns somit ganz allgemein vor Schmerzen und Erkrankungen bewahren.

Vorbeugen kann man schon in der Kindheit, aber es ist nie zu spät, damit anzufangen. Dieses Buch erklärt umfassend, was jeder in jedem Alter tun kann, um Fuß- und Beinstörungen zu vermeiden. Es richtet sich an Eltern, die ihren Kindern dabei helfen wollen, ihr Leben lang pfleglich mit ihren Füßen und Beinen umzugehen, aber auch an ältere Menschen, die vielleicht die meiste Zeit ihres Lebens von Fußproblemen geplagt waren und als Folge womöglich auch noch an Rücken- und Hüftschmerzen leiden. Aber auch sämtliche Altersklassen dazwischen sind angesprochen.

Während jeder von uns in jedem Alter davon profitiert, wenn er grundsätzliche Fehler vermeiden lernt, erfordern manche besonderen Situationen besondere Maßnahmen. Auch darauf geht dieses Buch ein und setzt Schwerpunkte auf die Fuß- und Beinpflege beim Breiten- und Leistungssport, außerdem bei bestimmten Leiden, die die unteren Gliedmaßen beeinträchtigen können: Arthritis, Gicht, Diabetes, Arteriosklerose, Schuppenflechte und andere Hauterkrankungen. Und alle von uns, die von Schlimmerem verschont geblieben sind, gelegentlich jedoch an entzündeten Fußballen, Hühneraugen, Schwielen, Fußpilz, Gürtelrose, Fersensporn, Verstauchungen und Zerrungen leiden, oder die zeitlebens von Platt- oder Hohlfüßen geplagt waren, informiert dieses Buch über die besten Hausmittel, rezeptfrei erhältlichen Medikamente und ärztlichen Behandlungsmethoden.

So engagiert und fürsorglich die meisten Mediziner auch sind, sie haben einfach nicht die Zeit, ihren Patienten alles so ausführlich zu erklären, wie sie es gern tun würden. Für alle Fragen, die die Füße und Beine angehen, füllt dieses Buch die Lücke. Lesen Sie es, und Sie bekommen eine Einführung in eine rundum gesunde Lebensweise, die bei den Füßen anfängt.

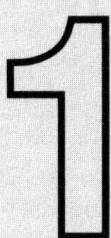

Der gesunde Normalfuß. Ein Orientierungsrahmen

Wer weiß, wie er normalerweise aussieht und sich fühlt, wer den »Normalzustand« seines Körpers kennt, der nimmt die langsamen, schleichenden Veränderungen wahr, die einem abnormen Zustand vorausgehen. Hier wollen wir untersuchen, was ein »normaler« Fuß eigentlich ist, damit Sie mit Ihren Füßen noch besser vertraut werden und alle Abweichungen vom Normalzustand schon im Entstehen entdecken.

Lernen Sie Ihre Füße kennen!

Betrachten wir erst einmal die Form des normalen Fußes. Machen Sie sich aber keine Sorgen, wenn Ihre Füße nicht mit allen folgenden Merkmalen übereinstimmen, vor allem, wenn diese ihre Eigenheiten schon immer hatten; denn was bei dem einen abnorm ist, kann bei dem anderen völlig normal sein.

Schauen Sie sich zuerst einmal den Gesamtumriß Ihres Fußes an. Scheint Ihr Fuß nach innen oder nach außen verdreht, oder ist der Gesamteindruck gerade? Wenn Sie Ihren Fuß auf Papier nachzeichnen, läßt sich das möglicherweise leichter feststellen. Dann nehmen Sie sich Ihre Zehen vor. Der große Zeh sollte fast gerade sein, die vier kleinen nur leicht gekrümmt. Zehen, die über oder unter anderen Zehen liegen, sind »abnorm«, aber bei manchen Menschen verursacht das keine Probleme. Die Umrißlinie des Normalfußes ist gerade, ohne Beulen oder Ausbuchtungen an den Seiten oder entlang den Zehen. Ist Ihre Ferse schön gerundet und glatt, ohne Höcker? Sind Fußgewölbe und Spann hoch oder tief? Wenn Sie merken, daß Ihr Fußgewölbe absinkt, wissen Sie, daß sich etwas verändert, und sollten sich untersuchen lassen. Waren Ihre Fersen erst glatt und bildet sich dann aber auf einer Ferse ein Höcker, wissen Sie, daß etwas Ungewöhnliches passiert ist. Wenn Sie die jetzige Normalform Ihres Fußes kennen, werden Sie auf Veränderungen früh aufmerksam werden – wenn sich beispielsweise die Knochen aufgrund einer strukturellen Haltungsstörung verschieben.

Wie steht es mit der Größe Ihrer Füße? Bei dieser Frage fällt uns sofort unsere Schuhnummer ein, aber vielleicht tragen wir die falsche Schuhgröße! Eine gute Idee ist es, sich die Schuhgröße von einer Fachkraft messen zu lassen. Stehen Fußgröße und Körpergröße einigermaßen im

Verhältnis? Ist das nicht der Fall – wenn Sie zum Beispiel groß und schwer sind, aber kleine Füße haben –, dann können Sie sich künftige Probleme vielleicht ersparen, sofern Sie sich bewußtmachen, welches Schuhwerk für Sie empfehlenswert ist.

Stellen Sie fest, wie Ihre Haut normalerweise aussieht und sich anfühlt. Ist sie weich, geschmeidig und von gleichmäßiger Farbe? Die Haut sollte überall gleich gefärbt sein, ohne rote Flecken auf den Zehen (in den Gelenkgegenden) oder anderswo. Wie ist die Haut beschaffen? Haben Sie normalerweise Haare auf den Zehen oder nicht? Ein winziges Detail wie Zehenbehaarung könnte Sie auf ein Kreislaufproblem aufmerksam machen, wenn die Haare anfangen auszufallen. Sollten Sie sehen, daß die Haut Ihrer Füße trocken, gesprungen oder spröde ist, können Sie jetzt durch vorbeugende Pflege spätere Geschwüre oder andere Hautreizungen verhindern.

Beobachten Sie in einem Spiegel, in dem Sie sich ganz sehen können, Ihren Gang. Wie ist Ihre »normale« Haltung? Sind Ihr Kopf aufrecht, die Schultern gerade? Wenn Kopf und Schultern zu weit nach vorn gebeugt sind oder zu starr nach hinten gezogen werden, kippt Ihr restlicher Körper aus dem Gleichgewicht. Ihre Brust sollte leicht vorgewölbt sein, der Bauch leicht eingezogen. Betrachten Sie den Oberkörper als Einheit. Er sollte direkt über dem Becken ruhen, das seinerseits eine Linie mit Ihren Beinen bilden und weder zu weit vorgestreckt noch zu weit nach hinten verlagert sein sollte. Schieben Sie Ihre Hüften oder Ihren Oberkörper beim Gehen nach vorn? Zuviel Vorwärtsbewegung einer Körperpartie kann das Gleichgewicht stören, was wiederum Probleme am Rücken, an den Hüften, Knien, Knöcheln, Fersen oder Füßen auslösen kann. Ihre Arme sollten leicht von einer Seite zur anderen schwingen.

Schauen Sie beim Gehen auf Ihre Füße. Jeder Fuß sollte mit der Ferse auf dem Boden aufkommen, und zwar ein wenig zur Außenkante hin, und sich dann leicht einwärts drehen. Gleich anschließend sollte der Fuß beginnen, sich nach oben zu drehen, bis die Zehen ganz abgerollt sind. Das mag kompliziert klingen, wenn Sie aber etwa eine Minute lang langsam und konzentriert gehen, werden Sie feststellen können, ob Ihr Normalgang diesem Muster entspricht.

Sie können Ihr Körperbewußtsein weiter schärfen, wenn Sie beobachten, was für andere Menschen normal ist, und wie Sie davon abweichen. Auch das Betrachten von Abbildungen ist hilfreich. Kommen Sie dabei zu dem Schluß, Sie hätten Haltungsprobleme, die Ihren Gang beeinträchtigen, dann tun Sie sich doch den Gefallen und suchen einen Spezialisten auf, mit dessen Hilfe sich diese Probleme diagnostizieren, korrigieren und in den Griff bekommen lassen. Es gibt viele nichtinvasive (den Patienten nicht beeinträchtigende) Maßnahmen zur Korrektur von Haltungsproblemen: Gymnastik, manipulative Therapie (Chiropraktik) sowie orthopädische Hilfsmittel. Eine fachgerechte Therapie kann Ihnen helfen, wieder zu Ihrem »normalen« Gang und Ihrer normalen Körperhaltung zurückzufinden oder sie zu erhalten und sich damit spätere Fuß- und Beinprobleme zu ersparen.

Unsere Füße in der Evolution

Vor langer Zeit benutzten wir unsere Füße zusammen mit unseren Händen dazu, um uns von Baum zu Baum zu schwingen. Unsere Zehennägel waren besonders nützlich, um uns in der Baumrinde festen Halt zu sichern. Wenn uns die Füße nicht durch die Baumwipfel beförderten, trugen sie uns auf dem Boden – dabei nahmen ihnen die Hände die halbe Arbeit ab. Es dauerte viele Generationen, bis sich unsere Füße soweit entwickelten, daß sie unser Gewicht allein tragen und kilometerweit über weichen, grasbewachsenen Boden laufen konnten.

Was viele vielleicht nicht wissen: Unsere Füße haben sich immer noch nicht ganz der Aufgabe angepaßt, allein unser gesamtes Körpergewicht zu tragen, und sie sind noch lange nicht dazu geeignet, auf harten Flächen wie Beton zu laufen. Sie befinden sich immer noch in Entwicklung und reagieren auf den ständigen Aufprall auf harten Böden, dem wir sie aussetzen, indem sie in die Länge und Breite wachsen. Je größer die Fußfläche, desto besser verteilt sich der Druck unseres Körpergewichts sowie der Gegendruck des Bodens, und der Fuß als Ganzer erleidet geringeren Schaden. Diese evolutionären Veränderungen vollziehen sich recht rasch: Jede neue Generation hat größere Füße als ihre Eltern. Sogar an den Schaufenstern der Schuhgeschäfte läßt sich dieser Wandel ablesen: Früher wurden die Damenmodelle in der Regel in Größe 36 ausgestellt, heute sieht man eher die Größen 38 oder sogar 39.

Gleichzeitig verschwinden allmählich unsere Zehennägel. Wir brauchen sie einfach nicht mehr so wie früher, als wir in den Bäumen herumturnten. Sie haben heute sogar überhaupt keine Funktion mehr, dasselbe gilt für unseren kleinen Zeh. Wissenschaftler sagen voraus, daß schon in zehntausend Jahren unsere Zehennägel und kleinen Zehen der Vergangenheit angehören werden. Über längere Zeiträume hinweg werden auch der vorletzte und der mittlere Zeh verschwinden, so daß nur die beiden größten Zehen übrigbleiben werden, die einzigen, die wir beim Gehen wirklich benutzen.

Schäden vorbeugen

Weil sich unsere Füße den harten Böden noch nicht ganz angepaßt haben, entstehen viele Probleme einfach aus dem Trauma des ständigen Aufpralls auf Asphalt und Beton. Wir müssen die Kluft überbrücken zwischen dem Zustand, in welchem sich unsere Füße evolutionsgeschichtlich befinden, und dem Einsatz, den wir von unseren Füßen abverlangen und für den sie noch nicht ganz bereit sind. Jeder Schritt, den wir tun, bedeutet buchstäblich ein Schock für unsere Füße.

Wie können wir ihnen auf die Sprünge helfen? Erstens müssen wir uns bewußtmachen, daß unsere Füße den Anforderungen, die wir an sie stellen, noch nicht ganz gerecht werden können. Zweitens müssen wir in der Zwischenzeit, bis unsere Füße einmal soweit sind – was wir nicht mehr erleben werden –, die besten Voraussetzungen schaffen, damit sie diese Anforderungen verkraften können. Wir müssen lernen, unsere Füße rundherum zu verhätscheln.

Stoßdämpfung

Ein guter Einstieg dazu ist die Investition in ein paar »Stoßdämpfer« für Ihre Schuhe: gepolsterte Einlagen. Oder wenn Sie täglich kilometerweit auf harten Böden laufen, sollten Sie einen Schritt weitergehen und sich Sportschuhe besorgen. Ihre »guten« Schuhe können Sie ja mitnehmen und sich umziehen, wenn Sie am Ziel angelangt sind. Und laufen Sie auf weichem Boden, wann immer es geht. Für den Städter ist das vielleicht nur möglich, wenn er bewußte Anstrengungen unternimmt und die Gewohnheit entwickelt, regelmäßig in Parks auf Gras oder unbefestigten Wegen spazierenzugehen. Gehen ist überhaupt eine ausgezeichnete Bewegungsform für Ihre Füße wie auch für Ihren ganzen Körper; sich solche Spaziergänge anzugewöhnen, wäre also unter allen Umständen empfehlenswert. In Kapitel 6 werden wir darauf zu sprechen kommen, wie sich Gehen zu einem Fitneßprogramm ausbauen läßt, das durchaus eine Herausforderung für Sie bedeuten kann.

Massage

Eine sehr angenehme Art, seine Füße zu verwöhnen, sind Massagen. Mit Massieren läßt sich ziemlich jedes Fußproblem bessern, außerdem tun Massagen jedem Menschen einfach gut. Zwei Massagetechniken werden in Kapitel 8 beschrieben. Die erste, die Sie leicht selbst anwenden können, eignet sich hervorragend, um den Tag zu beginnen – Sie verhelfen damit Ihren Füßen und Beinen zu einem guten Start auf allen Wegen, die Sie tagsüber zurücklegen müssen, und halten den Streß so gering wie möglich.

Bewegung

Ihre Füße werden von Bewegungsübungen profitieren, die speziell dazu angelegt sind, sie kräftig und geschmeidig zu erhalten. Gehen ist eine der besten Übungen; es gibt auch ein paar Gymnastikübungen, die sich gut im Anschluß an eine Massage durchführen lassen. Sie nehmen wenig Zeit in Anspruch, können aber einen großen Beitrag zur Verhütung von Fuß- und Beinproblemen leisten, die allein aus unserem Leben in der heutigen Zivilisation entstehen.

Die erste Übung zielt besonders auf die Kräftigung der vorderen und seitlichen Beinmuskeln ab, die gern schwach werden, weil die mächtigen hinteren Beinmuskeln gegen sie arbeiten. Stellen Sie sich auf dem Boden einen Kreis von etwa zwei Meter Durchmesser vor. Laufen Sie innerhalb dieses Kreises eine Serie von Achterfiguren.

Ihre Zehen können Sie gut mit folgender Übung kräftig und beweglich halten: Versuchen Sie, Stifte oder Murmeln mit den Zehen vom Boden aufzuheben. Diese Übung ist in ihrer Anwendbarkeit besonders flexibel, weil Sie sie jederzeit im Sitzen machen können, auch wenn Sie gleichzeitig etwas anderes tun.

Eine weitere recht nützliche Übung, die die Zehen, Füße *und* Beine stärkt, besteht darin, das Alphabet mit den Zehenspitzen einmal auf den Boden, einmal in die Luft zu schreiben, am besten mehrmals täglich. Schreiben Sie Großbuchstaben oder Schreibschrift, vielleicht auch beides.

Gut zu Fuß von klein auf bis ins hohe Alter

Wenn wir älter werden, ändern sich die Bedürfnisse und Probleme unserer Füße. Im folgenden wird beschrieben, wie Sie für die richtige Fußpflege Ihrer Kinder von der Geburt an bis ins Teenageralter sorgen können, und wie Sie selbst als Erwachsener Ihre Füße bis ins Alter richtig pflegen.

Babys

Machen Sie sich mit den Füßen Ihres Babys genauso vertraut wie mit Ihren eigenen. Geben Sie nicht die gesamte Verantwortung an den Kinderarzt ab, wenn es darum geht, Probleme aufzudecken. Sie sind die Person, die täglich den innigsten Kontakt mit Ihrem Baby hat und alle Veränderungen in seinem Körper beobachtet. Wenn Sie etwas Ungewöhnliches am Bau oder an der Haltung der Babyfüßchen feststellen, sollten Sie Ihren Kinderarzt aufsuchen oder besser noch mit Ihrem Baby zum Fußorthopäden gehen.

Es ist überhaupt eine gute Idee, mit einem Baby früh zum Fußorthopäden zu gehen, am Anfang vielleicht sogar etwa alle zwei Monate, weil sich Babyfüßchen so rasch verändern. Falls bei Ihrem Baby wirklich ein Fußproblem auftaucht, wird es auf diese Weise bestimmt entdeckt werden und läßt sich mit relativ einfachen Mitteln wirksam korrigieren, bevor es sich zu einer schwereren Störung auswächst.

Hier einige Punkte, auf die Sie achten sollten, wenn Sie selbst zu Hause die Entwicklung der Füßchen Ihres Babys verfolgen. Als erstes stellt sich wie schon vorher die Frage: Was ist normal?

Die ausgedrehte Stellung von Babybeinchen beruht auf der Außendrehung des Oberschenkelknochens. Der Rest des Beins und das Füßchen folgen dieser Drehung. Babyfüßchen sollten nach außen zeigen – einer der Gründe, weshalb Charly Chaplin mit seinem Gang so gut ankam. Viele besorgte Eltern fragen ihren Kinderarzt: »Die Füßchen meines Babys sind ganz nach außen verdreht – kann es da überhaupt gehen lernen?« Die Außenrotation verschwindet von selbst, unter normalen Umständen bis zum Alter von zwei Jahren. Aber Innenrotation oder »Entenfüße« sind nicht normal und geben sich nicht von selbst, obwohl immer noch viele Kinderärzte nichts dagegen unternehmen.

Eingedrehte Zehen lassen sich leicht definieren und ziemlich leicht erkennen: Zeigen die Zehen nach innen, also zueinander, handelt es sich um eine Innenrotation. Die Diagnose bei Erwachsenen ist besonders einfach: Schauen Sie sich Ihre Fußabdrücke im Sand an, oder legen Sie eine Bahn Packpapier aus, pudern Sie Ihre Füße ein und betrachten Sie Ihre Fußstapfen. Wenn Sie eine Mittellinie durch Ihre Fußabdrücke ziehen, sollten Ihre Fußspitzen von dieser Linie aus ganz leicht nach außen zeigen. (Wenn Sie sich ein Zifferblatt vorstellen und die Mittellinie durch 12 Uhr verläuft, sollte der rechte Fuß auf 1 Uhr und der linke Fuß auf 11 Uhr zeigen.) Zeigen die Fußspitzen nach außen, ist eine Innenrotation ausgeschlossen. Bei einem Baby ist die Diagnose etwas schwieriger. Sollten Sie bemerken, daß die Füßchen Ihres Babys sich eher nach innen als nach außen drehen, bitten Sie Ihren Kinderarzt, sich die Sache näher anzuschauen. Je jünger Ihr Kind ist, um so besser, weil sich eine Innenrotation am besten im Alter von sechs bis acht Monaten korrigieren läßt. Die Behandlung ist recht einfach, je nach Ursache, und erfordert meist keine so drastischen oder komplizierten Maßnahmen wie das Eingipsen der Babybeinchen.

Was sind die Ursachen für eine Innendrehung der Zehen? Manchmal liegt das Problem an der Struktur des Fußes: Die langen Knochen sind vielleicht so verdreht, daß sie sich nach innen krümmen. Manchmal liegt eine einseitige Entwicklung der Muskeln zugrunde, die sich durch Gymnastik leicht korrigieren läßt. Was immer auch die Ursache sein mag, Sie sollten das Problem nicht unbehandelt lassen. Korrekturen sind bei Babys wesentlich einfacher als in einem späteren Alter.

Welche Hüftstellung ist bei Babys normal? Angeborene Hüftdysplasien und -luxationen, die nicht erkannt werden, können später auch zu Fuß-

und Beinproblemen führen. Es gibt eine einfache Methode zu kontrollieren, ob die Hüftstellung normal ist: Drehen Sie Ihr Baby auf den Bauch, so daß es mit dem Gesicht nach unten schaut, und betrachten Sie die Falten hinten an den Oberschenkeln. Stimmen die Linien überein und treffen in der Mitte zusammen, oder weichen sie voneinander ab? Bei eindeutigen Unterschieden sollten Sie Ihren Kinderarzt darauf aufmerksam machen. Ein weiterer Hinweis auf eine normale Struktur der Hüften Ihres Babys ist das ankerförmige Zeichen, das durch die beiden obersten Oberschenkelfalten und die Falte zwischen den Pobacken entsteht. Dieser »Anker« sollte wohlgeformt sein, die Mittellinie gerade und die unteren Gabelungen gleichmäßig gekrümmt. Auch hier sollten Sie den Arzt auf Unebenheiten hinweisen.

Es ist von größter Wichtigkeit, daß Fehlstellungen der Hüften früh erkannt und behandelt werden. In diesem Alter genügen vielleicht einfache gymnastische Übungen, die Ihnen der Arzt zeigen kann, wogegen spätere Korrekturen viel kompliziertere und aufwendige Maßnahmen erfordern. Angeborene Hüftluxationen lassen sich im Frühstadium am besten durch Eingipsen behandeln. Im allgemeinen läßt sich das Anlegen von Gipsverbänden bei Kindern nur schwer befürworten, weil die langfristigen Auswirkungen noch nie untersucht worden sind; doch in einem solchen Fall kann Eingipsen einfach notwendig sein. Wird das Problem bereits bei der Geburt entdeckt, genügt meist eine Dauer von wenigen Monaten. Anschließend ist vielleicht vorübergehend eine Schiene nötig, je nachdem, welche Erfahrungen der Arzt hat und wie der kleine Patient auf die Gipstherapie anspricht. Hier muß ein spezialisierter Kinderorthopäde von Fall zu Fall entscheiden.

Lassen Sie Ihr Kind immer auch von einem zweiten Arzt beurteilen, aber verlieren Sie dabei keine Zeit. Die Therapie darf nicht lange hinausgeschoben werden. Wird die Fehlstellung nicht behoben, können chirurgische Eingriffe, längeres Eingipsen, eine Strecktherapie und Schienen notwendig werden. Das bedeutet natürlich eine längere, kostspielige und aufwendige Behandlung, bei der Erfolg nicht einmal garantiert werden kann.

Wenn Sie wissen, wie die Haut an den Füßchen Ihres Babys normalerweise aussieht und sich anfühlt, werden Ihnen alle Verfärbungen, verhärteten oder trockenen Stellen auffallen, so daß Sie Ihr Kind rechtzeitig behandeln lassen können. Beim ersten Anzeichen von Elastizitätsverlust oder Trockenheit können Sie die Füßchen erst einmal mit Öl massieren. Verschwinden diese Anzeichen nicht, sollten Sie den Kinderarzt einen Blick darauf werfen lassen.

Wie sehen die Zehen Ihres Babys aus? Man könnte es fast als normal betrachten, wenn ein Zeh über oder unter einem anderen liegt, weil viele Babys so auf die Welt kommen; doch sollten Sie die Lage der Zehen trotzdem früh korrigieren. Sie können das selbst mit einem Streifen Heftpflaster oder einem auf Zehenlänge zusammengefalteten Gazestreifen tun. »Weben« Sie den Pflaster- oder Gazestreifen so zwischen den Babyzehen durch, daß unten liegende Zehen gehoben und oben liegende Zehen nach unten gedrückt werden. Am Ende sollten die Zehen Ihres Babys flach und gerade nebeneinanderliegen. Fragen Sie Ihren Kinderarzt oder den Fußorthopäden, wie lange Sie dieses »Zehentraining« fortsetzen sollen, vor allem, wenn Sie es sich nicht zutrauen, diese Behandlung ganz ohne ärztlichen Rat durchzuführen.

Machen Sie sich mit den Zehennägeln Ihres Babys vertraut. Zwar sind Nagelinfektionen und eingewachsene Nägel bei Babys recht selten, wenn sie aber doch vorkommen, lassen sie sich mit einfachen Hausmitteln wirkungsvoll behandeln. Ist die Haut um einen Fußnagel leicht gerötet, können Sie den Zeh mit Gaze umwickeln, die Sie mit Kräuterlösung (siehe Anhang) oder mit abgekochtem, warmem Wasser getränkt haben. Lassen Sie die Gaze trocknen und wiederholen Sie die Prozedur. Dieses alte Hausmittel wirkt als Umschlag: Die verdunstende Flüssigkeit zieht die Entzündung heraus.

Sie sollten nicht nur den Normalzustand der Füßchen Ihres Babys genau kennen; ebenso wichtig ist es, über gute Fußhygiene bei Babys Bescheid zu wissen. Ein Teil dieser Hygiene besteht in richtiger Fußbekleidung. Einer der Gründe, weshalb entzündete und eingewachsene Fußnägel bei Babys kaum vorkommen, besteht darin, daß sie keine Schuhe tragen. Weil Babys nicht laufen, brauchen sie keine Schuhe – und wenn Ihr Baby doch einmal Probleme mit seinen Fußnägeln bekommt, dann sehr wahrscheinlich deshalb, weil etwas mit der Fußbekleidung nicht stimmte. Zum Warmhalten der Füßchen Ihres Babys nehmen Sie Söckchen oder Schühchen aus Wolle oder elastischem Gewebe. Achten Sie darauf, daß sie nicht zu eng sind; denn werden die kleinen Zehen gedrückt, können sich nicht nur die Nägel entzünden, sondern die Zehen können auch in eine falsche Lage rücken.

Zur richtigen Fußhygiene gehört auch das Waschen und Massieren der Babyfüßchen, außerdem das regelmäßige Schneiden der Zehennägel. Vielleicht sind Sie überrascht, wenn Sie lesen, daß Sie die Füßchen und Beinchen Ihres Babys nicht mit Seife waschen sollten, außer sie sind wirklich schmutzig. Sonst ist nur ein tägliches Bad mit warmem Wasser nötig, weil Ihr Baby kaum so schmutzig wird, daß es ein Seifenbad braucht, das nur die Haut austrocknet. Vergessen Sie beim Baden nicht, die Füßchen auch zwischen den Zehen zu waschen. Genauso wichtig ist das gründliche Abtrocknen; tupfen Sie dabei den ganzen Fuß sanft ab und verzichten Sie auf kräftiges Reiben.

Babys lieben es, wenn sie massiert werden, und gerade den Füßchen und Beinchen tun Massagen besonders gut. Nachdem Sie Ihr Baby abgetrocknet haben, reiben Sie es sanft mit etwas Sonnenblumen-, Distel- oder Sojaöl ein; massieren Sie es genauso, wie Sie es mit Ihren eigenen Füßen und Beinen nach einem Bad tun würden (genauere Einzelheiten können Sie in Kapitel 8 nachlesen). Vor allem bei dunkelhäutigen Babys ist das wichtig, weil sie meist eine trockenere Haut haben als hellhäutige.

Das regelmäßige und häufige Schneiden der Zehennägel Ihres Babys (ein- bis zweimal wöchentlich) gehört ebenfalls zur Fußhygiene. Es lohnt sich, eine gute Babynagelschere zu kaufen. Wichtig ist, Babyfußnägel immer gerade zu schneiden und nie seitlich nach innen abzuschrägen. Ist ein gerades Schneiden unmöglich, weil die Nägel Ihres Babys gebogen sind, sollten Sie sich vom Arzt zeigen lassen, wie Sie sie am besten schneiden, ohne das Kind zu verletzen oder zu riskieren, daß seine Nägel einwachsen oder sich infizieren.

Wenn Sie sich beim Baden, Massieren und Nägelschneiden mit den Füßchen Ihres Babys beschäftigen, werden Ihnen daran vielleicht unregelmäßige, unvorhersehbare Bewegungsreaktionen auffallen. Machen Sie sich darüber keine Sorgen; das Nervensystem Ihres Babys ist in den Füßen und Beinen bei der Geburt noch nicht vollständig entwickelt. Babys können ihre Füßchen noch nicht dorthin bewegen, wo sie sie haben wollen; sie haben noch keine Bewegungskontrolle. In den ersten Lebensmonaten entwickelt sich das Nervensystem nach und nach; dann verschwinden auch die ungewöhnlichen Reflexe, die Sie anfangs beobachtet haben.

Die Füßchen eines Babys sind besonders empfindliche Teile seines jungen Körpers. Sie sind noch äußerst formbar, was für die frühe Korrektur von Problemen ein großer Vorteil ist, aber ein genauso großer Nachteil sein kann, weil die Füßchen auch auf jeden Druck reagieren, der sie verformen könnte. Damit Sie Ihrem Baby helfen können, mit beiden Beinen fest im Leben zu stehen, sollten Sie sich erstens damit vertraut machen, wie seine Füßchen aussehen und sich anfühlen, so daß Sie ungewöhnliche Veränderungen gleich entdecken und sich damit an den Arzt wenden können. Zweitens sollten Sie alles vermeiden, was Druck auf die Füßchen Ihres Babys ausübt: zu kleine oder enge Schuhe, Söckchen und Fußsäcke. Schließlich wird gute Fußhygiene bei Ihrem Baby dafür sorgen, daß seine Füße ein Leben lang gesund bleiben.

Kleinkinder

Sobald Ihr Baby anfängt zu laufen, ist es wichtiger denn je, seine Füße und Beine im Auge zu behalten. Wenn Sie den Körper Ihres Babys bereits gut kennen und pflegen, sind die folgenden Hinweise nur eine natürliche Ergänzung dessen, was Sie ohnehin schon tun.

Die Außenkante des Kinderfußes sollte jetzt schon fast gerade sein. Wenn Sie bemerken, daß sie nach innen gewandt ist, sollten Sie die Füßchen Ihres Kindes von einem Kinderarzt oder Fußorthopäden untersuchen lassen, vor allem, wenn die Fußkante weniger gerade als sichelförmig ist. Eine solcherart gekrümmte Linie kann auf einen **Metatarsus adductus** hinweisen, eine Fehlstellung im Mittelfuß, die gar nicht so selten vorkommt und ärztlich behandelt werden muß.

Dabei können Sie die ärztliche Therapie durch eine einfache Übung unterstützen. Legen Sie Ihr Kind auf den Rücken und setzen Sie sich vor seine Füße. Nehmen Sie eine seiner Fersen in die Hand und fassen Sie dabei die Außenkanten des Füßchens am Sohlenrand zwischen Daumen und Zeigefinger, so daß die Zehen dazwischen liegen. Dann drücken Sie ganz sanft gegen die Außenseite des Fußes und rücken ihn gerade. Lassen Sie den Druck 15–20 Sekunden lang wirken. Denken Sie allerdings daran, wie formbar die Füßchen Ihres Kindes immer noch sind; zuviel Druck kann Schaden anrichten. Wenn Sie diese Übung zweimal täglich jeweils fünf- bis sechsmal hintereinander machen, wird das dazu beitragen, daß die Fußknochen Ihres Kindes in die richtige Lage wandern und spätere Probleme vermieden werden. Begleitend zu dieser häuslichen Therapie rät Ihr Arzt vielleicht zu Schuhen mit speziellen Einlagen, die Druck auf den Teil des kindlichen Fußes ausüben, der begradigt werden muß. So kann sich Ihr Kind selbst behandeln – einfach beim Laufen.

Der niedliche Chaplin-Gang mit ausgedrehten Fußspitzen sollte im Alter von etwa zwei Jahren verschwunden sein, wenn sich die Oberschenkelknochen weit genug gedreht haben, so daß die Füße beim Gehen relativ gerade nach vorn zeigen. Sind Füße und Beine bei Zweijährigen immer noch ausgedreht, stimmt etwas nicht. Zwar hat man festgestellt, daß eine Außendrehung der Füße sich bis zum Alter von zwölf Jahren von selbst korrigieren kann, doch wenden Sie sich lieber früh an den Arzt, solange Korrekturen noch einfach sind.

Wenn Ihr Kind zu laufen anfängt, bekommen Sie vielleicht den Eindruck, es hätte Plattfüße. Das ist kein Grund zur Sorge, außer wenn in der Familie eine Veranlagung zu Plattfüßen herrscht. Die Struktur des kindlichen Fußes entwickelt sich erst mit den Jahren, auch die Fußwölbung entsprechend dem Fuß- und Körpertyp. Falls allerdings weitere Personen in Ihrer Familie an Plattfüßen leiden, sollten Sie mit Ihrem Kind unbedingt zum Spezialisten gehen, der entscheiden kann, ob und wie Ihr Kind behandelt werden sollte, damit sich die Fußstruktur richtig ausbilden kann.

Vielleicht sind Sie beunruhigt, wenn Ihr Kind nicht so schnell zu laufen beginnt wie seine Freunde. Ihr Kind kann erst laufen lernen, wenn die Muskulatur in seinen Füßen und Beinen reif für diese Aufgabe ist – vorher ist nichts zu machen. Und es hat damit wirklich keine Eile. Jeder Versuch, Ihr Kind zum Laufen anzustacheln, bevor es dazu bereit ist, kann Muskulatur und Nervensystem schädigen. Das Durchschnittsalter für die ersten Schrittchen ist sechzehn Monate. Davon gibt es natürlich große Abweichungen. In Großstädten liegt das Durchschnittsalter zum Beispiel näher bei zwölf Monaten. In anderen Gegenden ist es nicht ungewöhnlich, wenn Kinder erst mit zwanzig Monaten oder sogar um den zweiten Geburtstag herum laufen lernen.

Genausowenig ist es Anlaß zur Sorge, wenn Ihr Kind beim Laufenlernen viel hinfällt. Wir Erwachsenen beherrschen das Laufen ja schon sehr lange,

und alles läuft automatisch ab. Für ein Kleinkind dagegen, dessen Nervensystem immer noch nicht voll entwickelt ist und das sich auch noch nicht
angewöhnt hat, achtzugeben, wohin es seine Füßchen setzt, ist es ganz
natürlich, daß es viel hinfällt; das braucht kein Hinweis auf irgendwelche
Probleme zu sein. Haben Sie allerdings den Eindruck, daß Ihr Kind noch
lange über seine Füße stolpert, nachdem es über die Anfangsschwierigkei-
ten hinaus sein sollte, können Sie überlegen, ob Sie nicht doch mit einem
Arzt darüber sprechen wollen.

Gute Fußhygiene ist bei Kleinkindern ein bißchen aufwendiger als bei
Babys, aus dem einfachen Grund, weil sie laufen. Daher machen sie sich
die Füße schmutzig, und sie brauchen Schuhe. Waschen Sie die Füße jetzt
mit Seife. Massieren ist immer noch hilfreich; benutzen Sie dabei Öl, wenn
Ihr Kind eine trockene Haut hat.

Auch in diesem Alter gehört das Schneiden der Zehennägel zur Fußhygiene, allerdings brauchen Sie nicht mehr so oft zu schneiden wie früher;
bei den meisten Kindern genügt es, wenn Sie alle drei bis vier Wochen die
Nägel stutzen. Nach wie vor gilt: Immer gerade schneiden.

Etwas Neues hält jetzt Einzug in die Welt Ihres Kindes: Schuhe. Das
Wichtigste, was Sie dabei beachten müssen, ist die ausreichende Länge.
Zwischen dem längsten Zeh Ihres Kindes und dem Schuhende muß
mindestens ein halber Daumennagel, also 4–8 Millimeter Freiraum bleiben. Dieser »Wachstums-Spielraum« ist ein absolutes Muß.

Schuhe für Kleinkinder sollten biegsam sein. Damit sind alle Schuhe aus
dem Rennen, die so dicke Ledersohlen haben, daß sie auf die kindliche
Fußbewegung nicht reagieren – also genau der Schuhtyp, den viele Eltern
und Verkäufer für den besten halten. Wenn Ihr Kind in seinen neuen
Schuhen nicht laufen will, sind sie vielleicht einfach zu starr. Die richtigen
Schuhe für Ihr Kleines machen die Fußbewegung mit, so daß es den Fuß
am Ballen beugen und die Zehen richtig abrollen kann. Bei Söckchen ist
Baumwolle vorzuziehen, weil der kindliche Fuß darin »atmen« kann und
eine Hautreizung weniger wahrscheinlich ist als etwa bei synthetischem
Material.

Schuhe und Socken sind immer wichtig; beim Barfußlaufen kann es sogar
im Haus passieren, daß ein Fremdkörper in den kindlichen Fuß eindringt.
Selbst ein feines Haar im Teppich kann die zarte Haut durchbohren und
genau wie ein Glassplitter Schmerzen, eine Rötung und schließlich eine

Infektion auslösen. Der Körper kann auf diesen Fremdkörper reagieren, indem er ihn mit Gewebe umwuchert; in einem solchen Fall kann ein kleiner chirurgischer Eingriff notwendig werden, bei dem dieser Tumor mitsamt dem Haar, Splitter oder sonstigem Eindringling entfernt wird. Achten Sie daher stets darauf, daß die Füße Ihres Kindes geschützt sind. Im Haus genügen wahrscheinlich leichte Hausschuhe oder rutschfeste Socken.

Schulkinder

Kinder zwischen acht und zwölf Jahren sind wesentlich aktiver als kleinere Kinder, daher gibt es auch mehr, worauf Sie aufpassen sollten – und was Sie dabei sehen, kann recht verwirrend sein. So vieles verändert sich, daß Sie auf Ihre Kenntnis des Kindes vom Babyalter an zurückgreifen müssen, um zu beurteilen, wann Sie einen Arzt aufsuchen sollten.

Vielleicht fallen Ihnen an Ihrem Kind X-Beine oder O-Beine auf. Dasselbe Kind kann in einem Jahr X-beinig, im nächsten Jahr O-beinig sein! Beides liegt innerhalb des Normalbereichs; wenn aber die Beinform Ihr Kind in seiner Bewegung zu behindern scheint, kann der Arzt eine Einlage verschreiben oder einfache Übungen verordnen, die verspannte oder zu stark entwickelte Muskeln dehnen und andere Muskeln, die schwach oder unterentwickelt sind, kräftigen.

Behalten Sie die Haut an den Füßen und Beinen Ihres Kindes im Auge. Wenn sie trocken wird, massieren Sie sie ein bis zwei Abende lang nach dem Baden mit Öl oder Hautcreme, und wenn sich der Zustand nicht bessert, gehen Sie zum Arzt. Die Zehen sollten gerade liegen. Im Fußbereich sollten keine neuen Knicke, Verdrehungen oder Schwellungen auftauchen. Und das Fußgewölbe sollte jetzt voll entwickelt sein. Mit anderen Worten: Sie sollten mit dem »Normalzustand« der Füße Ihres Kindes in diesem Alter vertraut sein und daher einigermaßen beurteilen können, ob eine auftretende Veränderung Anlaß zu einem Arztbesuch gibt.

Das tägliche Fußbad ist für die Füße Ihres Kindes immer noch wichtig. Wenn Ihr Kind nicht barfuß läuft, ist Seife nicht unbedingt nötig; ist das jedoch der Fall, verlangt eine gute Fußpflege möglicherweise das tägliche Abschrubben mit Seife. Ihr Kind sollte jetzt schon in eigener Verantwortung seine Füße waschen. Kaufen Sie einen guten Baumwollwaschlappen, damit die Füße täglich sanft, aber gründlich gesäubert werden können. Und bringen Sie Ihrem Kind bei, sich zwischen den Zehen abzutrocknen! Die Zehennägel brauchen jetzt sogar noch weniger häufig geschnitten zu werden – meist genügt einmal im Monat. Ideal ist immer noch der gerade Schnitt; doch sind jetzt die Zehen mehr entwickelt und die Nägel krümmen sich vielleicht an den Ecken nach unten. In diesem Fall können die Ecken leicht abgerundet werden, aber schneiden Sie bitte nie tief nach innen.

Barfußlaufen führt bei Kindern zu dem häufigsten Problem: Sie treten sich einen Fremdkörper ein. Es ist am besten (wenn auch fast unmöglich), wenn Sie Ihr Kind davon abhalten können, barfuß zu laufen. Damit können Sie sich und Ihrem Kind den Weg zum Arzt, oder schlimmer, zur Ambulanz ersparen.

Was gilt für Schuhe in dieser Altersstufe? Weil das ältere Kind sehr aktiv ist, sind Laufschuhe sehr zu empfehlen. Sie haben nur einen Haken: Wenn Ihr Kind in vielen verschiedenen Sportarten aktiv ist, wäre es ratsam, Basketballstiefel oder sogar Allround-Sportschuhe zu erwerben, weil Laufschuhe vor allem für die geradlinige Vorwärtsbewegung gemacht sind, also fürs Gehen oder Laufen. Für das sehr aktive Kind ist die Sohle des Laufschuhs, die sich im Fersenbereich nach unten zu verbreitert, weniger geeignet; ein höher geschlossener Schuh mit guter Fersenführung ist die beste Versicherung gegen künftige Probleme bei Knien, Hüften und Knöcheln. Auf jeden Fall haben Kinder in diesem Alter kaum Bedarf an »feinen« Schuhen mit Ledersohle. Sie brauchen Halt, Bewegungsfreiheit und Schutz, was ihnen ein leichter Stoff- oder Nylonschuh am besten bietet.

Teenager

Ab dem Alter von dreizehn Jahren finden die meisten Jugendlichen die ständige Beobachtung ihres Körpers und ihrer Füße von seiten der Eltern weder wünschenswert noch notwendig. Trotz der vielen Veränderungen, die die Füße und Beine nun durchmachen (wenn sonst nichts passiert, werden sie einfach größer und größer und größer ...), sollte Ihr Kind jetzt gelernt haben, was für es selbst »normal« ist und was nicht.

Ihr Kind sollte wissen, wie seine Füße und Beine aussehen, ungewöhnliche Veränderungen der Struktur und der Haut wahrnehmen und Sie auf alle geröteten Stellen, Reizungen, Blasen, schwarzen Punkte in den Nägeln oder der Haut aufmerksam machen. Auch für die Pflege seiner Füße kann Ihr Teenager jetzt die volle Verantwortung übernehmen. Eine gründliche Reinigung pro Woche ist vielleicht genug, außer bei engagierten Sportlern. Besonders wichtig ist das Abtrocknen zwischen den Zehen. Zur selbstverständlichen Fußhygiene sollte das zweiwöchentliche bis monatliche Schneiden der Zehennägel gehören, auch das regelmäßige Massieren und Eincremen bzw. Einölen der Füße.

In diesem Alter kommt der Fußmassage neue Bedeutung zu. Der Körper des Jugendlichen wird größer, so daß die Füße und Beine einem viel stärkeren Druck ausgesetzt sind. Sportler haben das vielleicht schon in den Knien, Beinen und Füßen zu spüren bekommen. Trotz Ihrer Warnung wird Ihre Tochter vielleicht begonnen haben, modische Schuhe mit hohen Absätzen zu tragen, die die Belastung der Füße noch wesentlich verstärken. Empfehlenswert wäre es, wenn sich Ihr Sohn oder Ihre Tochter jetzt die Fußmassage, die wir in Kapitel 8 vorstellen, zur täglichen Gewohnheit werden ließe.

Teenager sind unter Gleichaltrigen einem enormen Gruppenzwang ausgesetzt und meinen, ausgerechnet die Modeschuhe tragen zu müssen, die den Füßen so übel mitspielen. Gleichzeitig befinden sie sich in einer der wichtigsten Lebensphasen, in denen es darauf ankommt, diesem Druck der Gruppe gerade *nicht* nachzugeben, der sich buchstäblich als Druck auf die Füße niederschlägt. Denn die Füße sind immer noch in Entwicklung und müssen sich dem Schock anpassen, plötzlich einen ziemlich schweren Körper tragen und befördern zu müssen. Wie in jedem anderen Alter sollten auch Jugendliche die Schuhe nach gutem Sitz und Bequemlichkeit auswählen, nicht nach der neuesten Mode. Aber weil die Meinung von Freunden vielleicht mehr zählt als die Vernunft, müssen Sie als Eltern möglicherweise Polizei spielen und als Beschützer der Füße Ihres Kindes auftreten: Bestehen Sie auf bequemen Schuhen, die guten Halt geben. Ihr Teenager wird Ihre Besorgnis vielleicht jetzt nicht zu schätzen wissen, später wird er Ihnen aber mit ziemlicher Sicherheit dankbar sein.

Erwachsene

Es ist wichtig, daß Sie für Ihre eigenen Füße genauso gut sorgen wie für die Füße Ihrer Kinder. *Beobachtung* heißt das Schlüsselwort. Lernen Sie den Normalzustand Ihrer Füße und Beine kennen und achten Sie auf jede Abweichung von diesem Normalzustand. Gehen Sie zum Arzt, sobald Sie das Gefühl haben, daß ernstlich etwas nicht stimmt. Hand in Hand mit der Beobachtung geht die *Gesunderhaltung*. Die Füße und Beine im gesunden Zustand zu erhalten, ist bei Erwachsenen sogar noch wichtiger als bei Kindern. Der Erwachsene hat den Gipfel des Wachstums überschritten und baut körperlich ab, so ungern wir uns das auch eingestehen. Gesunderhaltung bedeutet hier gute Fußpflege, regelmäßige Bewegung, regelmäßige Massagen, gesunde Ernährung – und das alles täglich.

Gute Schuhe sind für Erwachsene so wichtig, daß der Erörterung dieser Frage ein ganzes Kapitel gewidmet ist (Kapitel 7). Es gelten dieselben Grundregeln wie bei den anderen Altersgruppen, die wir schon besprochen haben: guter Sitz, guter Halt, Schutz und Bequemlichkeit.

Ältere Menschen

Dieselben Prinzipien gelten für ältere Menschen, nur noch in stärkerem Maße. Der Fuß des Erwachsenen wächst nicht mehr und beginnt schon, in seiner Struktur abzubauen; der Fuß des älteren Menschen baut noch weiter ab und bekommt die allgemeinen Alterungsprozesse zu spüren.

Wenn Sie über sechzig Jahre alt sind, wird die Beobachtung und Gesunderhaltung Ihrer Füße wichtiger denn je. Der Vorgang des Alterns zieht alle möglichen Leiden mit sich wie zum Beispiel Arthritis, und die meisten dieser Leiden treffen schon allein deshalb Ihre Füße, weil Ihr Kreislauf nicht mehr so gut arbeitet wie früher. Darüber hinaus können Veränderungen in Füßen und Beinen im Alter auf viel schwerere Probleme hinweisen. Schwellungen in den Füßen können zum Beispiel Anzeichen für ein generelles Ödem sein, was eine ernsthafte Erkrankung bedeuten kann. Weil Ihre Füße die Schlußlichter des Kreislaufs sind, können sie wie kein anderes Organ signalisieren, was sonst im Körper abläuft.

Gute Fußhygiene ist für den älteren Menschen ein Muß. Baden ist vielleicht nicht so wichtig wie früher, vor allem, weil die Haut wahrscheinlich schneller zu Trockenheit neigt. Aber einölen sollten Sie sich jetzt zweimal täglich, morgens und abends, mit denselben Ölen, die wir schon früher empfohlen haben. Vielleicht möchten Sie Ihre Füße dabei auch gleich zweimal täglich massieren, denn das regt den Kreislauf in Füßen, Beinen und Gelenken an. Wir empfehlen die zehnminütige Morgenmassage (siehe Kapitel 8) mit Öl oder Creme noch vor dem Aufstehen. Das ist ein großartiger Beginn des Tages und wirkt wohltuend auf Ihren gesamten Körper. Die Anregung des Kreislaufs in Ihren Füßen und Beinen ist der beste Schutz vor Verletzungen in diesen Körperteilen, für die ältere Menschen so anfällig sind.

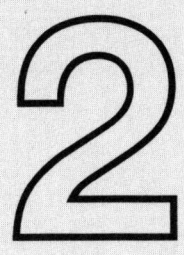

Die Haut Ihrer Füße und Beine

Die Haut an Ihren Füßen und Beinen kann von vielen Störungen geplagt werden; in diesem Kapitel wollen wir diejenigen besprechen, die am häufigsten auftreten.

Pilzinfektionen

Fußpilz, eine häufige Infektion vieler Athleten, entwickelt sich meist als Folge starker Schweißabsonderung, was den Fuß für einen Pilz empfänglich werden läßt, der in der Tat ständig auf Ihrer Haut vorhanden ist. Fußpilz können Sie sich nicht beim Sport vom Boden des Umkleideraums holen oder andere damit anstecken. Der Pilzorganismus, der Fußpilz auslöst, ist auf den Füßen eines jeden Menschen angesiedelt, und Sie können sich nicht mit etwas anstecken, das Sie bereits haben!

Wenn nun jeder diesen Pilz bereits hat, wieso verursacht er dann bei manchen Menschen eine Hautreizung, bei anderen nicht?

Die Haut unserer Füße beherbergt Tausende mikroskopisch kleiner Lebewesen – einen echten Zoo! Wie in jedem anderen Ökosystem herrscht auch hier ein empfindliches Gleichgewicht. Unter normalen Bedingungen kämpfen diese Mikroorganismen, zu denen Pilze und Bakterien gehören, um Lebensraum und Nahrung, manche fressen einander sogar auf, so daß sich alle gegenseitig unter Kontrolle halten. Aber in einer sehr warmen und feuchten Umgebung oder bei einer bestimmten chemischen Zusammensetzung des Schweißes und Gewebeproteins fangen bestimmte Pilze an, wild zu wuchern. Die Störung des ökologischen Gleichgewichts führt zu Fußpilz; die dabei auftretenden Empfindlichkeitsreaktionen können solche Ausmaße annehmen, daß man von einer Allergie sprechen kann.

Sportler wie auch jeder andere sind vor allem dann gefährdet, wenn sie häufig vergessen, ihre Füße sorgfältig abzutrocknen und sowohl Socken als auch Schuhe bereits anziehen, solange die Füße noch feucht sind. Einfach durch gute Hygiene – durch das Sauber- und Trockenhalten der Füße – können wir den Fußpilz am Wachstum hindern. Das ist besonders wichtig, wenn Sie Nylonstrümpfe tragen, die ein Zuviel an Feuchtigkeit, falls die Füße nicht oder nur schlecht abgetrocknet wurden, unmöglich aufsaugen können.

Pilzinfektionen befallen am häufigsten die Zehenzwischenräume. Der Fußrand und die Fußsohlen sind ebenfalls typische Zonen. Fußpilz siedelt sich fast nie auf dem Fußrücken an, außer auf der Oberseite der Zehen. Zwar sollten Sie jede Hautveränderung auf dem Fußrücken kritisch verfolgen, doch handelt es sich nur selten um eine Pilzinfektion.

Fußpilz im chronischen Stadium sieht aus wie trockene Haut. Sie stellen vielleicht fest, daß sich die Haut tatsächlich schält. Manchmal juckt die Haut, manchmal nicht. Manchmal zeichnet sich auf der Fußsohle eine Grenzlinie ab, die sich bis zu den Fußkanten hochzieht. Entlang dieser Linie kann die Haut trocken, gerötet und gereizt sein; manchmal schält sie sich auch und zeigt Risse. Im subakuten Stadium, das weniger heftig verläuft, können kleine Wasserbläschen auftreten, bei akuteren Infektionen bilden sich in der Haut auch Risse (Fissuren), die sich sekundär mit dem Fußpilzerreger infizieren können. Eine derart akute Pilzinfektion ist in der Regel mit starkem Juckreiz verbunden. Der Fuß kann dabei auch anschwellen und beim Gehen schmerzen.

An Ihrem Fußpilz kann sich zwar niemand anstecken, aber er kann auf Ihrem eigenen Fuß weiterwuchern, bis er die ganze Fußsohle bedeckt; daher sollten alle Fußpilzinfektionen im chronischen, subakuten oder akuten Stadium rasch behandelt werden.

Die beste Behandlung einer Pilzinfektion *im akuten Stadium* besteht darin, den Fuß mit einer leichten Mullbinde zu umwickeln, das ganze Bein hochzulagern und den Umschlag mit Kräuterlösung zu tränken, die antimykotisch, antibakteriell und außerdem adstringierend wirkt (siehe Anhang). Gießen Sie die Lösung auf die Gaze und lassen Sie sie vollständig trocknen. Dann befeuchten Sie den Umschlag abermals. Diese Behandlung sollte die Entzündung beseitigen. Wiederholen Sie den Vorgang 24 bis 48 Stunden lang; ist das akute Stadium bis dahin nicht abgeklungen, sollten Sie einen Arzt aufsuchen.

Falls Sie an einer Pilzinfektion *im subakuten Stadium* leiden oder wenn Sie mit der oben beschriebenen Behandlung Ihre akute Infektion in den Griff bekommen haben, brauchen Sie keine feuchten Umschläge mehr. Statt dessen sollten Sie den Fuß drei- bis viermal täglich mit Kräutersalbe eincremen (siehe Anhang). Reiben Sie immer nur eine kleine Menge Creme ein, bis nichts mehr davon zu sehen ist; wischen Sie überschüssige Creme ab. Nur was in die Haut einzieht, zählt! Falls Sie Risse in der Haut haben, umwickeln Sie sie zum Schutz dünn mit einer Mullbinde. Sorgen Sie während der Salbenbehandlung dafür, daß Ihre Füße so kühl und trocken wie möglich bleiben. Das weniger heftig verlaufende Stadium sollte innerhalb von 3–5 Tagen überwunden sein.

Der **chronische Fußpilz**, eine der häufigsten Erkrankungsformen, ist auch am schwierigsten zu behandeln. Viele Betroffene tun sich schwer, die trockene Haut am Fersenrand, der Fußaußenkante und der Zehenspitzen überhaupt als Pilzinfektion zu erkennen. Schöpfen Sie also Verdacht, wenn Ihre Haut an diesen Stellen trocken wird und nicht auf eine Behandlung mit Hautcreme oder Öl anspricht.

Ihrem chronischen Fußpilz rücken Sie erst einmal mit Kräutersalbe zu Leibe, mit der Sie den Fuß drei- bis viermal täglich eincremen. Ist die Infektion nach 6–8 Wochen nicht verschwunden, müssen Sie zum Arzt gehen. Wahrscheinlich verschreibt er Ihnen ein Antimykotikum wie z. B. Clotrimazol. Ein Fungizid dringt in die Haut ein und bleibt dort; meist treten keine Nebenwirkungen auf, es sei denn, Sie reagieren auf die Creme selbst allergisch. Doch wenn der Zustand unverändert anhält oder sich verschlimmert, ist ein zweiter Arztbesuch angebracht.

Während der Fußpilzbehandlung ist es vielleicht auch hilfreich, wenn Sie sich die Füße einpudern. Pudern Sie aber nicht die Innenseite Ihrer Schuhe ein, weil der Puder durch den Fußschweiß zusammenbäckt und nur zum neuen Nährboden für den Fußpilzerreger wird.

Es ist immer von Vorteil, besonders bei einer Fußpilzinfektion, verschwitzte Socken mehrmals täglich zu wechseln. Das ist eine der besten Methoden, um sich die Füße trocken zu halten. Nehmen Sie ein paar frische Socken mit in die Arbeit und ziehen Sie jedesmal ein neues Paar an, wenn Sie das Gefühl haben, daß Ihre Füße zu schwitzen beginnen. Am besten eignen sich Baumwollsocken.

Sie können die Heilung Ihrer Pilzinfektion auch mit Vitaminen und Mineralstoffen unterstützen. Gut versorgt sind Sie mit 1200 I.E. Vitamin E, je 10 000 I.E. Vitamin A und D, einem das Immunsystem stärkenden und die Wundheilung fördernden Zinkpräparat (10–20 mg Zink) sowie 5000–10 000 mg Vitamin C, alles oral eingenommen. (Diese Mengen gelten für Erwachsene; für Kinder müssen sie je nach Alter und Gewicht errechnet werden.) Wenn Sie je an einer chronischen, subakuten oder akuten Pilzinfektion erkrankt sind, gehört die tägliche Einnahme von

Vitaminen und Mineralstoffen zu den besten vorbeugenden Maßnahmen, um sich vor einem neuen Befall zu schützen.

Pilzinfektion von Fußnägeln

Auch die Nägel sind ein Teil der Haut und können von Pilzen befallen werden, wobei sie schwarz oder gelblich werden oder sich verdicken. Der ganze Nagel kann absterben, so daß er sich vom Zeh abheben läßt. Es gibt keine Lotion, Salbe, Tropfen oder andere äußerlich anwendbare chemische Mittel, die hier helfen können.

Eine Therapie, die jedoch Hilfe bringen kann, ist die Vitamintherapie. Die Einnahme und örtliche Anwendung der Vitamine E, A und D kann die Nagelqualität verbessern. Besorgen Sie sich eine Creme mit diesen Vitaminen; streichen Sie sie aber nie direkt auf den Nagel, sondern reiben Sie sie leicht in die Haut rings um den Nagel ein und wischen Sie überschüssige Salbenreste weg. Diese Behandlung wird die Nagelqualität auf jeden Fall verbessern, ob Sie nun an Pilzbefall leiden oder nicht.

Abgesehen von der operativen Entfernung des befallenen Nagels ist die einzige Möglichkeit zur Heilung die Einnahme von Griseofulvin, eines verschreibungspflichtigen Arzneistoffs, zweimal täglich. Doch dauert es meist mindestens drei Monate, manchmal sogar mehrere Jahre, bis der Pilz durch diese orale Therapie beseitigt ist – und da Sie bereits empfindlich (wenn nicht gar allergisch) auf den Pilz reagieren, kann er erneut auftreten und Sie müssen immer wieder dasselbe Medikament einnehmen. Es kann Nebenwirkungen haben, die möglicherweise durch monatliche Bluttests überwacht werden müssen. Der Pilz läßt sich auch wirksam kontrollieren, wenn Sie Ihre Nägel mit Hilfe einer Sandpapierfeile immer schön kurz und flach feilen; so brauchen Sie nicht das Risiko einzugehen, das eine langfristige Einnahme von Medikamenten immer bedeutet.

Wenn Sie zu Pilzinfektionen neigen, sollten Sie bedenken, daß eine Nagelpilzinfektion sich verschlimmern kann (oder sogar erst entsteht), wenn Wasser unter Nägeln, die durch langes Baden aufgeweicht sind, eingeschlossen wird. Nagellack auf aufgeweichten Nägeln sorgt ebenfalls dafür, daß sich der Pilz darunter um so besser halten kann. Bei manchen Menschen ist die Anfälligkeit für den Pilz allerdings genetisch bedingt – vielleicht haben Sie Ihr Nagelproblem geerbt.

Das letzte Mittel ist die chirurgische Entfernung des befallenen Nagels – ein schmerzloser Eingriff, wenn er sachgemäß durchgeführt wird. Nach der Entfernung des Nagels wird Ihnen der Arzt ein Antimykotikum zum Auftragen verschreiben, um den Heilungsprozeß zu beschleunigen. Die Entfernung des Nagels beseitigt zwar schnell das Problem, hat aber auch ihre Risiken, angefangen bei Bakterieninfektionen bis zu Nageldeformationen, wenn die Nägel einfach nicht mehr richtig nachwachsen. Zur Nagelentfernung werden auch bereits Laserstrahlen eingesetzt, doch läßt sich über den Erfolg bezüglich des Pilzbefalls noch nichts Endgültiges sagen.

Psoriasis (Schuppenflechte)

Die Schuppenflechte ist ein sehr häufiges Hautleiden an Füßen und Unterschenkeln. Auch die Fußsohlen können davon befallen werden, vor allem die Fersengegend und andere Druckstellen wie die Fußballen. Sie ist keine Krankheit, sondern ein Zustand – eine Methode unseres Körpers, sich von negativer Energie zu befreien, zum Beispiel von Spannungen, Ängsten und Problemen privater oder beruflicher Natur. Bei manchen Menschen äußert sich Streß in Form von Magengeschwüren, bei anderen eben durch Schuppenflechte.

Symptomatisch für Psoriasis sind gerötete, gereizte Flecken auf der Haut, die von weißen Schuppen bedeckt sind. Wenn Sie an einem dieser Flecken kratzen, blutet er. Die beste Behandlung dafür ist das Einreiben mit Kräutersalbe (siehe Anhang) viermal täglich, vor allem in leichten bis mittelschweren Fällen. In schwereren Fällen, wenn die Haut an den Fußsohlen stark verdickt ist, muß abends die Kräutersalbe tief in die Füße einmassiert werden; dann stülpen Sie Plastiktüten über die Füße, damit die Feuchtigkeit die ganze Nacht erhalten bleibt. Dadurch wird die abgestorbene Haut aufgeweicht, und morgens können Sie sie einfach abziehen. Vielleicht leistet Ihnen ein Bimsstein gute Dienste, mit dem Sie einen Teil der verdickten Haut vorsichtig abkratzen können.

Während der Salbenbehandlung ist es ratsam, das Gewebe an den Fußsohlen durch stoßdämpfende Schuheinlagen abzupolstern; vielleicht tragen Sie sogar biegsame, schützende Sportschuhe, um die befallenen Hautstellen während des Heilungsvorgangs vor Druck zu schützen. Auch sollten Sie Baumwollsocken tragen. Baumwolle schützt das heilende Gewebe vor Reizstoffen, die in künstlich hergestellten (synthetischen) Materialien enthalten sind, vor allem vor ätzenden Chemikalien. Auch sollten Sie keine Seife an den Füßen benutzen, die ebenfalls die Haut reizen könnte, oder Puder oder andere Substanzen, die womöglich die Hautporen verstopfen und das empfindliche Gewebe weiter reizen. Waschen Sie Ihre Füße einfach täglich mit warmem Wasser und reiben Sie sie dann mit Kräutersalbe ein.

Die beste Therapie bei Schuppenflechte ist die Erkenntnis, daß Sie Ihre täglichen Spannungen und Probleme auf Ihrer Haut austragen – entspannen Sie sich! Wenn Sie lernen, Ihren Problemen gegenüber eine andere Haltung einzunehmen, werden Sie wahrscheinlich auch feststellen, daß sich Ihr Hautleiden bessert. Verzichten Sie auf Kortisoncremes, die bei Psoriasis kaum eine Wirkung haben, und auf ultraviolette Bestrahlung, die die Haut weiter austrocknen und schädigen kann.

Wie viele andere krankhafte Erscheinungen kann auch Psoriasis die Zehennägel in Mitleidenschaft ziehen. Die Symptome sind sehr ähnlich wie bei Pilzbefall: verdickte, gelbe, unansehnliche Zehennägel. Auch die Behandlung ist dieselbe: Schneiden Sie die Nägel gerade und feilen Sie sie mit einer nichtmetallenen Feile, am besten mit Feilblättern aus Sandpapier, dünn ab. Gehen Sie, falls Sie es für notwendig halten, zum Arzt.

Blutunterlaufene Zehennägel sehen ähnlich aus wie von Pilz oder Psoriasis befallene Nägel, sind aber die Folge einer Verletzung, eines Aufpralls der Zehen gegen die Schuhspitzen, der eine Blutung unter den Zehennägeln auslöst. Es handelt sich dabei weniger um eine Hautstörung als um eine Sportverletzung und wird als solche in Kapitel 5 behandelt.

Warzen

Warzen an den Fußsohlen, sogenannte Sohlen- oder Dornwarzen, kommen recht häufig vor. Warzen entstehen immer durch einen Virus, der durch eine Hautöffnung, die winzig klein sein kann, in den Körper eindringt. Dieses Virus können Sie sich schon allein dadurch zuziehen, daß Sie nach dem Duschen barfuß herumlaufen, oder nach dem

Schwimmen, wenn die Haut aufgeweicht ist, auf nassem Betonboden gehen.

Sobald sich der Warzenvirus im Körper befindet, scheidet er ein Enzym aus, das Ihr Immunsystem daran hindert, ihn ausfindig zu machen. Daher kann es keine Antikörper produzieren, um den Eindringling abzuwehren. Der Körper ist jedoch so klug, sein zweites Waffensystem einzusetzen, und umgibt den Virus mit einem Tumor aus Hautzellen, einer Gewebswucherung, so daß er sich nicht weiter ausbreiten kann, doch diese Strategie ist manchmal einfach nicht wirksam genug: Der »Muttervirus« verbreitet sich doch und schickt »Tochterzellen« aus, die sich wie Trauben um ihn sammeln.

Unter dem Mikroskop haben Warzen eine erstaunliche Ähnlichkeit mit einem Blumenkohl mit Arterien als Strunk, die die Warze mit Nährstoffen versorgen. Wird eine Warze oben angeschnitten, treten nadelspitzengroße Blutströpfchen hervor; so lassen sich Warzen diagnostizieren. Ein weiteres Anzeichen ist, daß die Hautlinien nicht durch die Warze verlaufen, sondern an den Rändern der Warze abbrechen. Verschwindet die Warze, schließen sich die Hautlinien wieder.

Achtzig Prozent der Warzen verschwinden innerhalb von zwei Jahren von selbst. Wieso? Warzen haben eine merkwürdige psychologische Komponente. Sobald Ihr Körper »versteht«, daß sich in einem bestimmten Gebiet eine Warze angesiedelt hat, können Sie tatsächlich eine Antikörperreaktion »herbeidenken«, die die Warze schließlich abtötet. Dazu gibt es unterschiedliche Methoden, vor allem bei Kindern: die Warzen mit »Zauberwasser« bepinseln; sich die Warzen für 10 Pfennig das Stück abkaufen lassen; einen Kreis malen, der die Warze darstellt, und jeden Tag ein Stück wegradieren. All das hat sich bei der Heilung von Warzen schon bewährt. Existiert die Warze jedoch bereits länger als zwei Jahre, sollte sie mit anderen Mitteln behandelt werden, vor allem, wenn sie stört (zum Beispiel an Druckstellen wie den Fersen). Es besteht immer die Möglichkeit, daß sich der Warzenvirus ausbreitet oder die Warze sich vergrößert und später schwieriger behandeln läßt.

Versuchen Sie nicht, Ihre Warzen mit rezeptfrei erhältlichen Mitteln zu kurieren, da die meisten dieser Mittel eine Säure enthalten, die die Warze auflösen – und möglicherweise auch die sie umgebende Haut! Auch der Arzt wird die Warze vielleicht mit Säure verätzen, aber äußerst vorsichtig:

Er löst gezielt eine Hautreizung aus, die wiederum Antikörper aktiviert, welche dann den Warzenvirus vollständig zerstören. Wird die »Mutterwarze« auf diese Weise behandelt, verschwinden gleichzeitig auch andere Warzen.

Eine Neuheit in der Warzentherapie ist die Laserchirurgie, die direkt aus den Science-Fiction-Filmen entsprungen scheint. Diese Methode ist zwar oft sehr effektiv, hat aber mehrere Nachteile: Es gibt keine Garantie, daß die Warze nicht zurückkehrt; die Kosten sind erheblich höher als bei der herkömmlichen Behandlung, und das Risiko, daß die Keimschicht der Haut ebenfalls zerstört wird, ist größer, was zu Vernarbungen führen könnte.

Andere medizinische Behandlungsmethoden sind die elektrische Verödung (mit Hilfe einer elektrischen Nadel), die Anwendung von Flüssigstickstoff oder anderen Chemikalien, die Blasenbildung auslösen, und die chirurgische Entfernung der Warze selbst. Alle diese Methoden haben eine hohe Rückfallquote, weil der Warzenvirus in der Lage ist, sich durch Replikation auszubreiten. Sitzt die Warze außerdem auf einer Druckstelle, kann das Narbengewebe, das sich möglicherweise nach der Anwendung mancher Methoden (zum Beispiel der chirurgischen Entfernung und der elektrischen Verödung) bildet, viel unangenehmer sein als die Warze selbst.

Hornhaut und Schwielen

Schwielen, also Hautverdickungen an den Fußsohlen, gewöhnlich an Druckstellen wie den Fersen oder Ballen, sind nie als »normal« zu bezeichnen, außer bei Menschen, die viel auf harten Böden barfuß laufen. Schwielen sind wie Hühneraugen ein Warnsignal, das Sie nie unbeachtet lassen sollten.

Wenn Ihr Fuß normal gebaut ist, sollte das Fettpolster unter der Sohle die Ausbildung von Schwielen verhindern, weil es Druck und Stöße abfängt. Verlagern sich die Fußknochen jedoch aus ihrer Normalposition, senken sich beispielsweise die Mittelfußknochen, dann sind die Gelenkenden vermehrtem Druck ausgesetzt, so daß sich an den Fußballen Schwielen bilden. (Bei einer Senkung der Mittelfußknochen hat man oft den Eindruck, das Fußgewölbe sei besonders hoch, wenn der Fuß locker in der Luft hängt.) Wenn die Ferse in einem falschen Winkel auf den Boden aufkommt, weil an der Beinstatik irgend etwas nicht stimmt oder weil Sie vielleicht stark übergewichtig sind, können ebenfalls Schwielen entstehen.

Schwielen lassen sich leicht zu Hause behandeln. Machen Sie jeden Abend ein warmes bis heißes Fußbad, ohne Seife, denn sie trocknet die Haut nur aus. Dann glätten Sie die Schwielen behutsam mit Bimsstein oder Feilblättern aus Sandpapier; verwenden Sie besser keine Feilen aus Metall, da Sie sich damit Schnitte zuziehen können. Schließlich reiben Sie die Haut mit Öl ein – Distel-, Soja- oder Sonnenblumenöl (am besten kalt gepreßt, weil dann die Vitamine noch erhalten sind) –, bis Sie *sehen* können, daß das Öl in die Haut einzieht. Wischen Sie die Ölreste ab.

Vielleicht kaufen Sie sich auch stoßdämpfende Einlagen für Ihre Schuhe, die den Druck auf den Fuß verringern und in Fällen helfen, in denen die Schwielen durch eine falsche Fußstellung bedingt sind. Schuhe mit niedrigeren Absätzen entlasten Schwielen an den Fußballen, während breitere Absätze das Gewicht beim Gehen verteilen, was vor allem dann vorteilhaft ist, wenn die Schwielen an den Fersen sitzen.

Bessern sich Ihre Schwielen durch keine der genannten Methoden, suchen Sie den Arzt auf. Wenn die Knochen sich in ihrer Lage stark verschoben haben, kann ein Orthopäde zur Kontrolle der Fußstruktur eine Einlage herstellen lassen. Vielleicht läßt sie sich auch mit einem Polster aus elastischem Material überziehen, das den Druck auf Ihre Füße wirkungsvoll verringert.

Hühneraugen

Hühnerauge ist die harmlos-scherzhafte Bezeichnung für die harten, runden, gelben Knoten, die sich manchmal auf den Füßen ansiedeln. Man könnte annehmen, Hühneraugen seien eine unschädliche, nicht weiter beachtenswerte Naturerscheinung. Dabei sind sie Symptome für ein Problem, das sich zu einer äußerst schmerzhaften Angelegenheit auswachsen kann, wenn es nicht rechtzeitig gelöst wird – von den Behandlungskosten ganz zu schweigen.

Hühneraugen sind kleine, meist runde Verdickungen, die sich an den Oberseiten der Zehen, an den Zehenspitzen, seitlich an den Füßen am Ballengelenk oder sogar innerhalb von Schwielen an der Fußsohle bilden können. Sie entstehen bei periodisch wiederkehrender Reibung. Ursache sind oft Knochenauswüchse – Kalkablagerungen –, die von innen gegen Haut und Schuh drücken, oder Druck gegen die Haut von außen. Sogar eine zu starre, zwischen Matratze und Bettrand gestopfte Bettdecke kann Hühneraugen hervorrufen; Patienten in Pflegeheimen bekommen aus diesem Grund öfter Hühneraugen und Schwielen. Die zarte Haut an Ihren Füßen kann nicht zuviel Reibung und Druck vertragen, egal welcher Art und Herkunft. Zu ihrem Schutz verdickt sie sich, und an der Druckstelle wächst ein harter Knoten. Fertig ist das Hühnerauge.

Wird das Hühnerauge zu groß und die Ursache des Drucks nicht beseitigt, trägt es zum Problem eher noch bei, als die Haut davor zu schützen: Der Druck auf Haut und Knochen verstärkt sich noch und verursacht weitere Schmerzen.

Die einfachste Behandlung für Hühneraugen besteht in der Verringerung des Drucks von außen. Sie können das erreichen, wenn Sie die Stellen, die starkem Druck ausgesetzt sind, mit ungesponnener Schafwolle umwickeln, oder druckmildernde Einlagen in Ihren Schuhen verwenden. Sie können sogar kleine Stücke solcher Einlagen unter die Stellen kleben, die Sie besonders schützen wollen. Sie können Ihre Hühneraugen nach einem langen Bad immer wieder flachschmirgeln. Von rezeptfrei erhältlichen Mitteln zur Entfernung von Hühneraugen ist aus demselben Grund abzuraten wie bei Warzen: Diese Mittel arbeiten in der Regel mit Säure, und diese Säure kann Verbrennungen und Reizungen verursachen.

Werden die Hühneraugen zu einem größeren Problem, wenden Sie sich am besten an den Arzt. Meist wird er die abgestorbene Haut einfach wegschneiden. Wenn das nicht hilft, bleibt als letztes Mittel die chirurgische Entfernung des Knotens vom Knochen; dies kann meist ambulant in der Praxis geschehen, ein Krankenhausaufenthalt ist selten nötig.

Noch ein Hinweis: Falls Hühneraugen oder Schwielen stärkere Schmerzen verursachen, liegt dies an Entzündungen und Verletzungen im Fuß, unter der Haut, am Knochen oder in dessen Umgebung. In solchen Fällen könnten Sie es mit derselben Behandlung wie bei Prellungen und Verstauchungen versuchen, wie in Kapitel 5 beschrieben.

Kontaktdermatitis

Kontaktdermatitis ist ein Ekzem, das oft gerade die Füße in Mitleidenschaft zieht. Ursache ist häufig etwas so Simples wie eine chemische Substanz im Strumpfmaterial, gegen die Sie allergisch sind. Ihre Haut reagiert auf den Reizstoff, rötet und entzündet sich. Dabei können Bläschen auftreten, oder auf der Haut bilden sich Risse, die eine sekundäre bakterielle Infektion begünstigen. Jeder Teil des Fußes, die Sohle oder der Fußrücken, kann befallen werden. An Ihnen liegt es, die Ursache aufzuspüren!

Versuchen Sie, die Reizquelle ausfindig zu machen und zu beseitigen. Waschen Sie Ihre Socken nur mit warmem Wasser, ohne Seife oder Waschmittel, denn das darin enthaltene Alkali kann die Haut reizen. Weiße Baumwollsocken enthalten keine Farbstoffe und synthetische Materialien, die möglicherweise eine Reizung auslösen. (Es ist äußerst unwahrscheinlich, daß Sie allergisch auf Baumwolle reagieren; falls Sie aber doch zu diesem kleinen Personenkreis gehören, ersetzen Sie Ihre Baumwollsocken durch Wollsocken.) Ziehen Sie regelmäßig frische Socken an, vor allem, wenn Sie viel schwitzen; der Schweiß kann durch die Socken in den Schuh eindringen und dort chemische Reizstoffe freisetzen, die dann zurück durch die Strümpfe auf Ihre Haut wandern.

Falls das Problem an Ihren Schuhen liegt, dann werfen oder geben Sie sie unbedingt weg. Sogar die »natürlichsten« Schuhleder sind mit Stoffen gegerbt, die die Haut reizen können. Der Klebstoff, der Ober- und Unterleder zusammenhält, kann ebenfalls Reizungen auslösen. Bei manchen Personen helfen nur noch hypoallergene Schuhe, die ohne viele der bekannten Reizstoffe hergestellt werden. Sie sind in orthopädischen Fachgeschäften erhältlich.

Die Behandlung bei akuter allergischer Kontaktdermatitis ist dieselbe wie bei akutem Fußpilz. Solange Sie noch damit beschäftigt sind, der Ursache des Ekzems auf die Spur zu kommen, versuchen Sie es mit der folgenden Methode: Lagern Sie Fuß und Bein hoch, umwickeln Sie den Fuß dünn mit Gaze und machen Sie mit einer Kräuterlösung (siehe Anhang) feuchte Verdunstungsumschläge. Nach 24 bis 48 Stunden, in denen Sie diese Behandlung fortsetzen, sollte das Ekzem zu einem subakuten Stadium abgeklungen sein. Ist dies gelungen, hören Sie mit den feuchten Umschlägen auf und reiben statt dessen den Fuß drei- bis viermal täglich mit Kräutersalbe ein.

Wenn Sie an chronischer Kontaktdermatitis leiden, haben Sie sich vielleicht wie viele andere Menschen dazu entschlossen, Ihr Leiden einfach zu ignorieren. Aber es ist viel besser für Sie und Ihre Füße, wenn Sie sich die Mühe machen, das Ekzem zu beseitigen. Versuchen Sie, die Ursache der Reizung herauszufinden, tragen Sie weiße Baumwollsocken und reiben Sie die Füße drei- bis viermal täglich mit Kräutersalbe ein. Verzichten Sie, wenn immer möglich, auf eine Behandlung mit Kortison; das schwächt nicht nur die Haut allgemein, sondern führt auch nicht zu einer echten Heilung.

Wenn zu Ihren Dermatitissymptomen auch Juckreiz zählt, können Sie sich rasche Linderung verschaffen, indem Sie die betreffende Stelle ein paar Minuten lang mit einem Eiswürfel reiben. Meiden Sie Aspirin zur Eindämmung der Reizung oder Antihistamine gegen den Juckreiz; die Nebenwirkungen beider Wirkstoffe übersteigen den Nutzen bei weitem.

Auch hier gilt wieder: Sollten Sie Ihre Kontaktdermatitis mit keiner dieser Methoden in den Griff bekommen, wenden Sie sich an einen Arzt. Vielleicht haben Sie sich bereits eine sekundäre bakterielle Infektion zugezogen, was nur ein Fachmann diagnostizieren kann.

Impetigo
(Eiterflechte, feuchter Grind)

Impetigo gehört zu den wenigen echten Fußinfektionen. In der Mehrzahl werden Kinder davon betroffen. Die Infektion beginnt mit einem Hautriß meist in der Zehengegend oder zwischen den Zehen, der eine bakterielle Infektion nach sich zieht. Im akuten Stadium sollten Sie die Infektion von einem Arzt behandeln lassen, vor allem auch, weil sie ansteckend ist.

Bei milderem Verlauf oder in Wiederholungsfällen können Sie erst einmal selbst eine Behandlung versuchen. Umwickeln Sie den Fuß dünn mit Gaze und tränken Sie den Umschlag mit Kräuterlösung, um die Infektion und Entzündung zu lindern. Ihr Kind sollte möglichst wenig auf den Füßen sein, sondern das Bein hochlagern. Hat sich der Zustand nach 24–48 Stunden nicht gebessert oder sogar verschlimmert, sollten Sie zum Arzt gehen. Er wird wahrscheinlich eine antibakterielle Salbe verschreiben, dazu ein oral einzunehmendes bakterienhemmendes Mittel, um die Infektion unter Kontrolle zu bekommen.

Tumore

Wie am Rest Ihres Körpers können sich auch an Ihren Füßen Tumore entwickeln. Da Fußkrebs sehr selten vorkommt, sind diese Tumore in der Regel gutartig, was aber nicht heißt, daß Sie einen Knoten, der sich an irgendeiner Stelle Ihrer Füße bildet, ignorieren sollten. Falls ein Fußtumor auftritt, suchen Sie einen Arzt auf. Nachlässigkeit ist hier einfach nicht angebracht.

Ihr Arzt kann Ihnen sagen, ob es sich um eine Fettgeschwulst *(Lipom),* eine Bindegewebsgeschwulst *(Fibrom),* ein Überbein *(Ganglion)* oder um irgendeine der vielen anderen gutartigen Hautdeformationen handelt, die an den Füßen entstehen können. Vielleicht ist die Ursache nur ein eingewachsenes Haar oder ein Fremdkörper, der sich irgendwie Eingang unter die Haut verschafft hat. Knoten und Höcker können viele Ursachen haben; nur selten müssen sie chirurgisch entfernt werden, es sei denn, sie beeinträchtigen Ihr Wohlbefinden. Ein chirurgischer Eingriff ist nur erforderlich, wenn Sie beim Gehen Schmerzen haben, oder seltener, wenn die Natur des Tumors in Zweifel steht und eine Biopsie Klarheit schaffen muß.

Wenn Sie einen Tumor am Fuß haben, der Ihnen leichte Unannehmlichkeiten bereitet, können Sie sich dadurch helfen, daß Sie bequeme, biegsame Schuhe (zum Beispiel Sportschuhe) tragen, den Druck mit Schafwolle lindern oder erschütterungsdämpfende Einlagen kaufen. Auch sollten Sie nur noch Baumwollsocken tragen, damit nicht noch ein zweites, durch potentielle Reizstoffe ausgelöstes Übel hinzukommt.

Leberflecken können auch auf den Füßen auftauchen. Da sie eine Vorstufe von Hautkrebs sein können, sollten Sie sie von einem Arzt untersuchen lassen, vor allem, wenn Sie beobachten, daß sich einer der Flecken vergrößert oder verkleinert, verdickt oder ein Sekret absondert. Das alles sind Alarmzeichen. Sogar das Verschwinden eines Leberflecks sollte Anlaß für ein Gespräch mit dem Arzt sein.

Mortonsche Neuralgie

Wird auf die Fußballen Druck ausgeübt, können sich manchmal die zwischen den Mittelfußknochen verlaufenden Nerven einklemmen. Der Druck auf die Nerven und die anschließende Entzündung lösen zunächst im Fußballen ein brennendes, prickelndes oder kribbelndes Gefühl wie bei eingeschlafenen Füßen aus, das bis in die Zehen ausstrahlt. Wenn Sie monate- oder jahrelang nichts dagegen unternehmen, kann das Fett, das die Nerven einhüllt, zu einem gutartigen Tumor, einem sogenannten Neurom, verwachsen. Dr. Thomas G. Morton, nach dem diese Erkrankung benannt ist, hat sie vor vielen Jahren erstmals beschrieben.

Die Mortonsche Krankheit wird am besten dadurch behandelt, daß Sie es erst gar nicht zur Bildung eines Neuroms kommen lassen, sondern den Druck durch orthopädische Hilfsmittel, Massagen und bequeme Schuhe mildern. Ein bereits entwickeltes Neurom läßt sich durch eine Untersuchung der elektrischen Nervenleitfähigkeit nachweisen; das Verfahren wird als Elektromyographie bezeichnet. In Röntgenaufnahmen bleiben Neurome unsichtbar.

Trockene Haut

Trockene Haut an den Füßen kommt sehr häufig vor, vor allem bei älteren Menschen, die oft an Kreislaufschwäche leiden. Ist der Kreislauf schwach, sondern die Schweißdrüsen der Füße weniger Fett ab, was wiederum die Haut austrocknen läßt. Auch die geringere Blutversorgung der Hautnerven führt zur Austrocknung.

Dunkelhäutige Menschen neigen eher zu trockener Haut und sollten beim Waschen der Füße ganz auf Seife verzichten. Falls Sie doch Seife verwenden müssen, achten Sie auf besonders hohen Fettgehalt und wählen Seifen mit Zusatz von Ölen und niedrigem Alkaligehalt. Vorsicht: Bei vielen der sogenannten »natürlichen« Seifen ist der Alkaligehalt besonders hoch; vergewissern Sie sich also vor dem Kauf einer Seife erst über ihre Zusammensetzung. Am besten jedoch ist warmes Wasser ohne Seife.

Falls Ihre Haut leicht austrocknet, sollten Sie sich nach dem Baden die Zeit nehmen und Ihre Füße mit Öl einfetten, am besten mit Soja-, Sonnenblumen- oder Distelöl. Lassen Sie das Öl etwa 1–2 Minuten in die Haut einziehen, während Sie weiterreiben. Dann wischen Sie alles überschüssige Öl ab – es tut Ihrer Haut nur Gutes, wenn es einzieht. Ist Ihre Haut extrem trocken, versuchen Sie es mit Kräutersalbe, die Sie zwei- bis dreimal täglich einreiben. Und achten Sie verstärkt darauf, Ihre Füße keinen chemischen Reizstoffen auszusetzen, nicht einmal dem Chlor im Schwimmbad. Das Einfetten zweimal täglich ist besonders wichtig, wenn Ihre Haut brüchig oder dünn wie Pergament ist; dermaßen trockene Haut bekommt leicht Risse, eine ideale Voraussetzung für Pilz- oder Bakterieninfektionen und sogar für die Bildung von Geschwüren.

Neben dem regelmäßigen Einölen der Haut sollten Sie versuchen, den Kreislauf in Ihren Füßen zu verbessern: Machen Sie ein Herz-Kreislauf-Training wie das in Kapitel 6 vorgestellte Gehtraining. Vitamine, und zwar die Vitamine A, D, C, E, sowie ein Zinkpräparat wirken bei der Eindämmung von Hautentzündungen oder bei Problemen wie chronisch trockener Haut immer unterstützend. Versuchen Sie es mit den früher in diesem Kapitel empfohlenen Mengen.

Blasen

Wer einmal in seinem Leben eine längere Wanderung in den falschen Schuhen gemacht hat, weiß alles über Blasen. Ob nun wegen zu enger Schuhe oder einem zu ausgedehnten Spaziergang – es ist wohl schon jedem von uns das eine oder andere Mal passiert, daß sich an einer stark gereizten Druckstelle eine Blase gebildet hat. Wird die Haut genügend gereizt, entzündet sie sich. Um den entzündeten Bereich zu besänftigen, fließt ein natürlicher Heilstoff, die Lymphflüssigkeit, in das Gewebe und bringt die äußeren Hautschichten zum Absterben. Gleichzeitig drückt die Flüssigkeit auf die Nerven und verursacht Schmerzen.

Das beste Mittel gegen Blasen ist Vorbeugen. Bei guter Fußhygiene, wirkungsvollem Bewegungstraining und dem richtigen Schuhwerk haben Blasen eigentlich kaum eine Chance.

Trotzdem entstandene Blasen lassen sich zu Hause am besten wie folgt behandeln: Legen Sie eine normale Nähnadel zur Desinfektion mindestens fünfzehn Minuten lang in 70prozentigen Alkohol. Inzwischen waschen Sie die betroffene Hautpartie erst *behutsam* mit Wasser und Seife. Dann reiben Sie sie gründlich mit 70prozentigem Alkohol ab. Sind Haut und Blasen auf diese Weise vorbereitet, nehmen Sie die Nadel aus dem Desinfektionsbad heraus und stechen damit eine Öffnung in der Nähe des Blasenrands. Drücken Sie mit einem Stück Gaze leicht auf die Blase, damit die Flüssigkeit abfließt. Bestreichen Sie die ganze Blase großzügig mit Kräutersalbe und decken Sie sie mit steriler Gaze ab. Reiben Sie die Salbe nie in die Blase ein. Falls sich die Blase erneut füllt, wiederholen Sie den Vorgang. Große Blasen jedoch, die durch Verbrennungen entstanden sind, dürfen Sie nie auf diese Weise behandeln. Falls sich Ihre Blasen immer wieder füllen, machen Sie Umschläge mit Kräuterlösung.

Eingewachsene Zehennägel

Eingewachsene Zehennägel sind ein weiteres häufiges Problem, merkwürdigerweise vor allem bei Jugendlichen und jungen Erwachsenen – gerade der jüngere Körper kann Infektionen im allgemeinen so gut bekämpfen und unter Kontrolle bekommen, daß der Schmerz eines eingewachsenen Nagels zunächst gar nicht bemerkt wird. Einfach durch den Druck der Schuhe beim Laufen öffnet sich der Infektionsherd und beginnt zu nässen, und im Handumdrehen wird ein ernsthafter Fall daraus. Wird der eingewachsene Nagelteil nicht entfernt, flammt die Infektion immer wieder auf.

Wenn Sie Ihren eingewachsenen Zehennagel so lange nicht behandeln, bis der schiere Schmerz Sie endlich zum Arzt treibt, kann die Behandlung sehr unangenehm werden, weil inzwischen die Nerven äußerst empfindlich geworden sind. Vielleicht muß der Nagel sogar unter örtlicher Betäubung entfernt werden. Lassen Sie dagegen den Nagel früh behandeln, verläuft der chirurgische Eingriff wahrscheinlich so gut wie schmerzfrei. Daher ist es wichtig, gleich den Arzt aufzusuchen, sobald Sie erkannt haben, daß ein Nagel eingewachsen ist, vor allem, wenn Sie zu einer Risikogruppe gehören, beispielsweise als Diabetiker oder bei Kreislaufschwäche.

Laserchirurgie stellt heute eine effektive Methode zur Entfernung eingewachsener Nägel dar und bietet auch sicheren Schutz, daß kein Rückfall mehr auftritt. Viele Orthopäden halten diese Methode jedoch für übertechnisiert, es sei denn, Sie reagieren allergisch auf die chemischen Substanzen, die bei anderen, konservativeren Methoden benötigt werden; in einem solchen Fall ist Laserchirurgie wahrscheinlich wirklich angezeigt.

Insektenstiche

Irgendwie sind Insektenstiche an den Füßen besonders unangenehm. Reiben Sie die betroffene Stelle so schnell wie möglich mit Eiswürfeln ab; so verhindern Sie die Freisetzung von Histaminen, welche die Schwellung und den Juckreiz verursachen. Wenn Sie überhaupt an der Stelle ein paar Minuten reiben, verhindern Sie auch, daß sich die Toxine, die mit dem Stich in Ihre Haut gespritzt wurden, ausbreiten können, weil Reiben den Kreislauf bremst. Falls nötig, wiederholen Sie die Eisbehandlung alle 10–15 Minuten. Ärztliche Hilfe brauchen Sie nur, wenn der Stich von einem möglichen Krankheitsüberträger stammt, zum Beispiel von der Tsetsefliege oder einer Giftspinne, was in unseren Breiten ausgeschlossen ist. Beim typischen Insektenstich genügt meist das Abreiben mit Eis und anschließend vielleicht ein feuchter Verdunstungsumschlag, zum Beispiel mit unserer Kräuterlösung, um eine eventuelle Entzündung herauszuziehen.

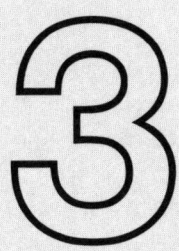

Der Kreislauf in Füßen und Beinen

D er Kreislauf ist gewissermaßen die Grundlage von allem, worüber wir bislang gesprochen haben. Er ist ja die Lebensquelle für den gesamten Körper: Er ernährt mit seinem Blut die Knochen, die Arterien, die Muskeln, jede einzelne Körperzelle. Wird das Gewebe nicht ausreichend durchblutet, bekommt es nicht genug von dem Sauerstoff und den Nährstoffen, die es gesund erhalten. Und weil die Füße vom Herzen am weitesten entfernt, sozusagen das Schlußlicht des Kreislaufs sind, lassen sich dort oft die ersten Warnsignale für einen schwachen Kreislauf ablesen.

In diesem Kapitel werden wir Kreislaufprobleme in den Arterien, Kapillaren und Venen der Füße und Beine behandeln. Im Anhang können Sie sich mit dem Verlauf dieser Blutgefäße vertraut machen; dann werden Sie die Ursachen und Natur dieser Störungen besser verstehen.

Kreislaufschwäche vorbeugen – Probleme erkennen

Regelmäßiges Bewegungstraining kann verhindern, daß Kreislaufstörungen bei Ihnen überhaupt erst »Fuß fassen«. Muskelkontraktionen unterstützen den Blutfluß sowohl in den Arterien als auch in den Venen; wenn Sie also Ihre Muskeln regelmäßig benutzen, können Sie Ihren Arterien und Venen Gesundheit schenken. Bewegen Sie sich dagegen nicht, tragen Sie zum Erlahmen des Kreislaufs in Ihren Füßen und Beinen bei. Im Zusammenhang mit dem allgemeinen Alterungsprozeß wird der Kreislauf in den Füßen und Beinen ohnehin schwächer. Daher ist Bewegung jedweder Art um so wichtiger, je älter Sie werden, um den Kreislauf in Ihren Füßen und Beinen in Schwung zu halten.

Besonders wichtig ist Bewegung auch, wenn Sie viel sitzen. Langes Sitzen kann einen Gefäßkrampf auslösen, einen Verschluß von Blutgefäßen, so daß die Füße und Beine schlechter mit Blut versorgt werden. Stehen Sie alle 15–20 Minuten auf und gehen etwa 30 Sekunden lang im Zimmer herum; das hilft Gefäßkrämpfe lösen und setzt den normalen Kreislauf wieder in Gang. Sitzen kann auch Kreuzschmerzen und Beinbeschwerden verursachen, weil die unteren Wirbel, der Ausgangspunkt aller Fuß- und Beinnerven, verstärktem Druck ausgesetzt sind. Das können Sie verhindern, wenn Sie darauf achten, nicht längere Zeit stillzusitzen und sich beim Sitzen nicht nach vorn zu lehnen, was einen enormen Druck auf den unteren Wirbelbereich ausübt.

Auch Ihre Ernährung ist wichtig. Wenn Sie viel Fett und Cholesterin essen, fördern Sie beispielsweise die Bildung von Fettablagerungen in den Arterien, die Ihre Füße und Beine mit Blut versorgen. Wenn Sie rauchen, fordern Sie Gefäßerkrankungen geradezu heraus. Nikotin ist ein *Vasokonstriktor*: Es wirkt so auf die Nerven, daß sie den Blutgefäßen den Befehl erteilen, sich zusammenzuziehen, was den Blutfluß praktisch lahmlegt. Das kann so dramatische Folgen haben wie das Raucherbein, auf das wir später in diesem Kapitel zu sprechen kommen.

Die Haare auf Ihren Füßen und Zehen werden von winzigen Blutgefäßen oder Kapillaren versorgt; fallen Ihnen also die Haare auf den Zehen, dem Fußrücken oder den Beinen aus, sollten Sie Verdacht schöpfen, daß sich ein Kreislaufproblem anbahnt. Haarverlust in den Extremitäten ist eines der ersten Alarmzeichen. Ein Verlust der Haare kann aber auch auf zu enge Strümpfe oder Socken zurückzuführen sein, die den Kreislauf abschnüren.

Ein weiteres Anzeichen für Kreislaufprobleme sind Veränderungen in den Fußnägeln. Verdicken sich Ihre Nägel, bilden Linien aus oder werden schwach und brüchig, steckt vielleicht eine Kreislaufstörung dahinter. Wenn Sie mit dem Normalzustand Ihrer Füße und Beine vertraut sind, werden Sie an solchen Symptomen rasch erkennen, daß Ihr Körper Ihnen etwas über eine Störung sagen will, die möglicherweise Ihren Kreislauf betrifft.

Arterielle Störungen

Eine Eigenschaft der Arterien ist ihre Elastizität. Läßt diese nach, weil die Arterien nicht genug Sauerstoff oder Nährstoffe erhalten, kommt es zum Arterienverschleiß. Verschleißerscheinungen sind die beste Voraussetzung für Kalkablagerungen. Die daraus folgende Arterienverkalkung oder Arteriosklerose hindert die Arterien daran, sich auszuweiten und eine ausreichende Blutmenge in die Beine und Füße zu befördern. Die Arteriosklerose zieht alle Folgeprobleme eines geschwächten Kreislaufs nach sich: mangelnde Blutversorgung von Füßen und Beinen, Gewebe-abbau, Fuß- und Beinschmerzen, Mineralstoffverlust in den Knochen und Muskelkrämpfe in den Waden bei Tag und bei Nacht. Ein Teufelskreis hat begonnen.

Krämpfe in den Beinen sind das Symptom schlechthin, das auf Arteriosklerose hinweist. Sobald die Krämpfe Sie im Schlaf genauso überfallen wie beim Gehen, läßt sich die Schädigung des Kreislaufs gut daran dokumentieren, wie weit Sie laufen können, bis die Krämpfe einsetzen. Die heftigen Wadenschmerzen bei Ihren täglichen Besorgungen haben einen klinischen Namen: *Claudicatio intermittens arteriosclerotica;* es wird auch als intermittierendes Hinken oder als »Schaufensterkrankheit« bezeichnet. Je kürzer die Entfernung, die Sie zurücklegen können, bevor die Schmerzen beginnen, desto schlimmer Ihre Arteriosklerose.

Falls Sie an diesem Symptom leiden, wissen Sie, daß der Schmerz nur aufhört, wenn Sie stehenbleiben. Während einer kurzen Rast kann Ihr Herz wieder genügend Blut in Ihre Füße und Beine pumpen, um die Abfallprodukte wegzuspülen, die sich in den Muskeln angesammelt und den Krampf ausgelöst haben. Auch Massieren kann helfen. Doch eine der wenigen Methoden, um Arteriosklerose wirklich zu überwinden, besteht im Bewegungstraining. Dabei drängen große Mengen Blut in die Füße und Beine und zwingen die Arterien, sich regelmäßig zu weiten und zu verengen, was sie elastisch erhält. Vielleicht haben Sie sich Ihr Leiden durch mangelnde Bewegung zugezogen; Bewegung kann es wieder rückgängig machen.

Auch eine Ernährungsumstellung kann den Heilprozeß unterstützen. Wenn Sie sich bisher cholesterinreich ernährt haben (zum Beispiel mit viel Fleisch und Milchprodukten), sind Fettablagerungen in den Arterien womöglich einer der Gründe für Ihre Arteriosklerose. Die tägliche Einnahme von mindestens 1200 I.E. Lecithin hilft Fettablagerungen verhindern, wenn Sie gleichzeitig die Fettmenge in Ihren Mahlzeiten reduzieren. Aber um Ihren Fetthaushalt unter Kontrolle zu bringen, ist die beste Methode immer noch körperliche Bewegung, vor allem aerobe Bewegungsformen (Schwimmen, Radfahren, Gehen oder Joggen), weil der Körper dabei Fett als eine der Hauptenergiequellen nutzt. Ein Bewegungsprogramm wie das einfache Gehtraining, das wir in Kapitel 6 vorstellen, hält auch Ihren Kreislauf in Schwung.

Störungen in den Kapillargefäßen

Periphere diabetische Neuropathie

Dieses Nervenleiden tritt bei einer schlechten Blutversorgung der Nerven in Füßen und Händen auf, wenn das Blut nicht mehr richtig durch die feinen Kapillargefäße in den Extremitäten zirkuliert. Bei Diabetikern kommt es früher oder später immer zu dieser Störung. Ist der Blutzuckerspiegel erhöht, werden die Nerven der Randgebiete sogar noch stärker beeinträchtigt, weil sie dann empfindlicher sind. Die einzige Möglichkeit, die diabetische Neuropathie in den Griff zu bekommen, besteht in der Kontrolle der Diabetes selbst.

Normalerweise kommt man der Diabetes durch Bluttests auf die Spur; doch möglicherweise sucht ein Diabetiker erstmals wegen neuropathischer Symptome den Arzt auf. Vielleicht klagt der Patient zuerst über starkes Schwitzen. Das allein liefert noch keinen genügenden Hinweis auf das mögliche Vorliegen von Diabetes. Andere Symptome müssen dazukommen: ein Brennen, Prickeln, Kribbeln, Juckreiz, Taubheit oder andere ungewöhnliche Empfindungen in den Füßen, die zusammen mit übermäßiger Schweißabsonderung ein Indiz für Diabetes sein können, so daß der Arzt einen Glukosetoleranztest für angezeigt hält.

Wenn Sie Ihren Blutzuckerspiegel auf normale Werte eingrenzen, werden Sie damit auch Ihre neuropathischen Symptome auf ein Minimum reduzieren. Regelmäßiges Bewegungstraining sorgt für eine angemessene Durchblutung sämtlicher Gefäße im Körper. Diesen Nutzeffekt haben allerdings nur aerobe Bewegungsformen; bei anaeroben Bewegungsformen bleibt er aus. Entscheiden Sie sich also für eine Ausdauersportart, bei der große Muskelgruppen rhythmisch und fortgesetzt beansprucht werden, wie zum Beispiel Schwimmen, Radfahren, Gehen oder Joggen.

In schweren Fällen diabetischer Neuropathie kann die Haut an den Fußsohlen zu Abszessen und Geschwüren entarten. Ursache dafür ist der Druck der Knochen auf die Haut sowie eine schlechte Hautdurchblutung. Bei diabetischer Neuropathie sterben die Nerven ab, so daß dem Patienten die Abbauerscheinungen keine Schmerzen bereiten, bis tatsächlich ein Geschwür entsteht. Auch schwere Infektionen sind die Regel. Dem können Sie vorbeugen, wenn Sie täglich Ihre Füße untersuchen und die Haut sauber und durch Einölen geschmeidig halten. So verhindern Sie Infektionen und wissen sofort Bescheid, wenn sich eine Störung anbahnt. Eine weitere Folgeerscheinung der diabetischen Neuropathie ist der Spitzfuß. Werden die Nerven einmal taub, lassen sich die Fußmuskeln nicht mehr richtig zusammenziehen, so daß der Fuß bei jedem Schritt auf den Boden klatscht. Die beste Hilfe gegen Probleme dieser Art sind ein regelmäßiges, aerobes Bewegungstraining, ein normaler Blutzuckerspiegel und gute Schuhe, die den Füßen Schutz bieten. Vielleicht sind auch orthopädische Hilfsmittel nötig, um den Fuß in der richtigen Lage zu stabilisieren.

Thromboangiitis obliterans

Diese Erkrankung, im Volksmund auch »Raucherbein« genannt, gehört ebenfalls zu den Kreislaufstörungen, die die Füße und Beine in Mitleidenschaft ziehen. Eine weitere Bezeichnung dafür ist Winiwarter-Buergersche Krankheit; Dr. Buerger beschrieb die Störung kurz nach der Jahrhundertwende als Krankheit, die vor allem weißrussische, roggenbrotessende Männer befällt – die einzigen gemeinsamen Merkmale, die er bei seinen Raucherbein-Patienten in New York feststellen konnte. Nach Dr. Buergers Tod erkrankten jedoch auch einige Frauen daran. Wie sich herausstellte, beschränkt sich die Thromboangiitis obliterans nicht auf roggenbrotessende Weißrussen, sondern kann Tabakraucher beiderlei Geschlechts befallen. Tabak enthält Nikotin, das bei den Nerven, die die Blutgefäße kontrollieren, Fehlschaltungen verursacht, so daß sich die Gefäße verschließen. Verschließen sich die Gefäße, sind Kreislaufprobleme die Folge. Der Kreislauf in den Extremitäten, also in den Beinen, Armen, Fingern und Zehen, kann so massiv beeinträchtigt werden, daß sich Gangrän (Brand) entwickelt und die Glieder regelrecht absterben. Das Erschreckende daran ist, daß Nikotin bei jedem Menschen unterschiedlich wirkt und der eine schon von einem einzigen Zug an einer Zigarette dieselben Folgen zu spüren bekommt wie ein anderer, der ein Päckchen täglich raucht. Erschreckender noch ist die Tatsache, daß manche Menschen weiterrauchen, selbst wenn ihnen buchstäblich die Finger und Zehen abfallen, obwohl die einzige Möglichkeit, den Verfall aufzuhalten, im Verzicht auf Tabakkonsum jeglicher Form besteht.

Raynaudsche Krankheit

Betroffen sind Frauen häufiger als Männer, vor allem sehr empfindsame oder psychisch labile Menschen. Die Nerven werden überempfindlich und funktionieren nicht mehr richtig, so daß wie bei der *Thromboangiitis obliterans* Gefäßverengungen auftreten. Folge ist eine mangelnde Durchblutung in den Extremitäten. Das Phänomen kann auch Menschen betreffen, die einfach sehr empfindlich auf Kälte reagieren. Sogar im Sommer kann bei solchen überempfindlichen Patienten das unschuldigste laue Lüftchen den Kreislauf in den Fingern und Zehen vollständig lahmlegen. (Diese Menschen klagen über Kälte, wenn jeder andere im Raum schwitzt. Sie brauchen *nie* eine Klimaanlage!)

Die Raynaudsche Krankheit ist schwieriger zu behandeln als die anderen Kreislaufstörungen, die bisher besprochen wurden. Es genügt nicht, einfach ein Bewegungstraining zu starten, seine Eßgewohnheiten zu verändern oder das Rauchen aufzugeben. Vielmehr spielen so viele Verhaltensmuster und Gewohnheiten mit, daß die Betroffenen eine spezielle Psychotherapie nötig haben. Wenn Sie an der Raynaudschen Krankheit leiden, müssen Sie lernen, Ihren Energiefluß zu kontrollieren und mit Ihren Problemen in einer für den Körper unschädlicheren Weise umzugehen, als einfach Ihre Blutgefäße zu blockieren.

Bis Sie das geschafft haben, gönnen Sie Ihrem Kreislauf eine Verschnaufpause, tragen im Winter Socken und Schuhe, die Sie warm halten, und ziehen sich auch im Sommer wärmer an als Ihre Mitmenschen. Auch durch Nährstoffpräparate läßt sich einiges erreichen. Nehmen Sie dreimal täglich Vitamin E in einer Dosierung von etwa 800 I.E., jeweils etwa eine halbe Stunde vor dem Essen. (Vitamin E entfaltet bei der Raynaudschen Erkrankung eine Gegenwirkung, weil es die Blutgefäße erweitert, so daß mehr Blut in Ihre Füße und Beine strömen kann.) Niacin, ein Bestandteil des Vitamin-B-2-Komplexes, wirkt ebenfalls gefäßerweiternd und kann auf dieselbe Weise helfen. Gleichzeitig können Sie verstärkt Vitamin C einnehmen, das die Arterienwände wie überhaupt die gesamten Arterien kräftigt. Lecithin hemmt, wie bereits erwähnt, die Ablagerung von Fett in den Arterien, was ebenfalls hilfreich sein kann. Und wieder einmal ist zu einem regelmäßigen Bewegungstraining zu raten, das die Durchblutung verbessert und die Arterien weitet.

Erfrierungen

Hier liegt die Ursache ebenfalls in einem Verschluß der Kapillaren. Nicht nur wer an der Raynaudschen Krankheit leidet, ist kälteempfindlich, und man muß nicht unbedingt in Grönland leben, um sich Frostverletzungen zuzuziehen. Auch der Frost in wärmeren Klimazonen kann gefährlich sein, wenn er uns unvorbereitet trifft. Die Blutgefäße in den Füßen sind sehr dünn, die Gefäße in den Zehen sind die feinsten im ganzen Körper. Wird der Fuß kalt, reagiert er mit einem Zusammenziehen dieser winzigen Blutgefäße, um einen Wärmeverlust zu verhindern. Lassen die Blutgefäße zu lange kein Blut durch, sind Erfrierungen die Folge.

Ein Warnzeichen, das auf Erfrierungen hindeutet, ist ein schmerzhaftes Brennen mit anschließendem Taubheitsgefühl. Sind die Füße erst einmal taub geworden, dann ist der Kreislauf bereits seit einiger Zeit vollständig unterbrochen. Vielleicht werden Sie bemerken, daß die Haut an Füßen und Knöcheln nicht nur sehr kalt ist, sondern vielleicht auch bläulichrot und weiß marmoriert. Wenn Sie darauf drücken, wird sie eventuell noch weißer, und die Farbe kehrt erst nach mehreren Sekunden zurück.

Der erste Schritt bei diesen Alarmzeichen besteht darin, die Füße langsam und vorsichtig wieder aufzuwärmen, und zwar in lauwarmem Wasser, dessen Temperatur zwischen 30 und 38 Grad Celsius liegt. Bei dieser Temperatur wird der Kreislauf langsam, ohne plötzlichen, schmerzhaften Blutandrang, wieder angeregt. Nach etwa 20–30 Minuten ist das Gewebe wieder so erwärmt und entspannt, daß Sie beurteilen können, wieviel Schaden die Haut davongetragen hat.

Ist der Schaden gering, empfiehlt sich nach dem Aufwärmen des Fußes eine Einreibung mit einer Salbe, die Vitamin A, D und E enthält. Die Haut sollte mit Baumwolle oder Wolle geschützt und gewärmt werden; tragen Sie warme Socken und halten Sie sich in einem warmen Raum auf. Bei einer stärkeren Schädigung der Haut – erfrorene Hautpartien werden nach kurzer Zeit schwarz – und Schmerzen auch nach dem Aufwärmen der Füße ist eine *sofortige* Behandlung in einer Klinik nötig. Versuchen Sie nicht, selbst herumzudoktern. Wenn Sie die medizinische Behandlung hinausschieben, verlieren Sie möglicherweise Ihre Zehen durch Frostgangrän; d. h. aufgrund mangelnder Durchblutung stirbt Gewebe ab. Wenn Sie bereits wissen, daß die Kälte Ihnen zu schaffen macht, sollten Sie sich möglichst gut schützen, bevor Sie hinausgehen. Cremen Sie Ihre Füße ringsum mit einer dünnen Schicht Vitaminsalbe (Vitamin A und D) oder Vaseline ein. Tragen Sie Untersocken aus Doppelgewebe (Kunstfaser, Baumwolle und Wolle), das den Schweiß vom Fuß ableitet und die Füße trocken hält. Darüber können Sie ein zweites Paar dicke, warme Sportsocken ziehen, am besten aus Wolle oder einer Woll-Kunstfasermischung. Die Kombination von solchen Untersocken und dicken Socken darüber hält viel besser warm als mehrere Paare dicker Socken. Eine isolierende Innensohle, auch eine stoßdämpfende Einlage schützt vor Kälte von unten. Schließlich sollten Sie auf gute Schuhe achten, die Ihren Füßen Schutz bieten: Kaufen Sie wasserdichte Schuhe oder Stiefel mit dicken Gummisohlen, am besten gefüttert mit einem isolierenden Material wie Schaumgummi oder Fell.

Bleiben Sie draußen in Bewegung. Je mehr Sie sich bewegen, desto mehr Blut zirkuliert in Ihren Füßen und Beinen. Gefährlich wird es erst, wenn Sie aufhören, sich zu bewegen. Sobald Sie merken, daß Ihre Zehen schmerzen oder taub werden, suchen Sie schleunigst einen warmen Ort auf und lassen Ihren Zehen genügend Zeit, sich wieder aufzuwärmen. Schieben Sie's nicht zu lange hinaus, denn ein paar Minuten könnten Sie teuer zu stehen kommen. Und vor jedem Spaziergang in der Kälte sollten Sie auf Zigaretten, Kaffee und Alkohol verzichten. Sowohl Nikotin als auch Coffein können die Blutgefäße verengen und den Kreislauf in Füßen und Beinen erlahmen lassen. Alkohol dagegen erweitert die Blutgefäße, was den Wärmeverlust an den Extremitäten begünstigt. Beides – Verengung der Blutgefäße und Wärmeverlust durch die Erweiterung der Blutgefäße – kann zu Erfrierungen führen.

Kälteschäden sind nicht auf Aufenthalte im Freien begrenzt. Warme Socken und Heizdecken helfen, wenn es bei Ihnen zu Hause nachts sehr kalt wird; im Schlaf sind Sie durch Erfrierungen besonders gefährdet, weil Sie die Warnsignale wie Brennen und Taubheit nicht spüren und sich außerdem auch nicht bewegen, was Ihren Kreislauf ankurbeln würde.

Störungen der Venen

Krampfadern

Krampfadern entstehen, wenn sich die Klappensysteme innerhalb der Venen, die sogenannten Ventile, nicht mehr richtig öffnen und schließen. Noch schlimmer ist es, wenn die Klappen stets teilweise oder ganz offen bleiben. Sind Ihre Krampfadern durch solche schließunfähigen Klappen bedingt, kann sehr schwer etwas dagegen unternommen werden, denn wenn eine Klappe einmal ihre Schließfähigkeit verloren hat, ist es fast unmöglich, diese wieder herzustellen.

Dennoch gibt es Möglichkeiten, Krampfaderbeschwerden zu lindern, vor allem dadurch, daß Sie selbst alles tun, um Ihren Kreislauf in Fluß zu halten, wenn schon die Venen ihre Aufgabe nicht mehr richtig erfüllen. Wieder einmal ist tägliche Bewegung einer der Schlüssel zu einer erfolgreichen Behandlung. Wenn Sie sich bewegen, unterstützen Sie den Blutfluß nach *oben* und wirken damit einigen der Probleme entgegen, die durch schadhafte Klappen entstehen. Eine weitere Möglichkeit, sich Linderung zu verschaffen, ist das Sitzen mit hochgelagerten Beinen – mit den Füßen in Hüfthöhe oder sogar noch höher – bei jeder sich bietenden Gelegenheit. Damit nutzen Sie die Schwerkraft aus, die das Blut zurück zum Herzen treibt.

Sie können auch Stützstrümpfe tragen. Die Auswahl an solchen Strümpfen ist heute groß; zu empfehlen ist der Kauf in einer Apotheke oder einem Sanitätsfachgeschäft. Dort kosten die Strümpfe vielleicht etwas mehr als manche Markenware, dafür bezahlen Sie Qualität, und sie ist es wert. Bei diesen Strümpfen ist der Druck an jeder Stelle gleich, von den Zehen bis zum Ende des Beins. Billigere Produkte erreichen diese gleichmäßige Druckverteilung nicht und können Ihren Beinen sogar mehr schaden als nutzen, wenn sich schließlich das Blut an bestimmten Stellen staut, wo das elastische Material unzulänglich ist.

Wenn Ihnen Ihre Krampfadern starke Beschwerden verursachen, sollten Sie sich bei Ihrem Arzt nach maßgearbeiteten Stützstrümpfen erkundigen. Dazu müssen Ihre Maße von den Zehen bis zum Schritt abgenommen und an den Hersteller geschickt werden. Falls Sie sich zu einer solchen Anschaffung entschließen, lassen Sie sich auf jeden Fall nur dann messen, wenn Ihre Füße und Beine nicht geschwollen sind. Stützstrümpfe sollen Sie alarmieren, wenn Ihre Füße und Beine anschwellen; sind sie aber bereits auf geschwollene Beine zugeschnitten, kann dieses Alarmsystem nicht funktionieren.

Falls Sie sich keine Stützstrümpfe leisten wollen, kann manchmal auch eine elastische Binde für die nötige Stütze sorgen. Umwickeln Sie das betroffene Bein mit einer 8–10 cm breiten Binde; in schweren Fällen kann es erforderlich sein, daß Sie das gesamte Bein von den Zehen bis zur Leistengegend bandagieren.

Venenentzündung

Venenentzündung ist ein häufiger Begleiter von Krampfadern. Wenn das Blut in den erschlafften Venen nicht mehr richtig nach oben zurückfließt, beginnt es, Klümpchen zu bilden – ein ganz normaler Mechanismus bei langsam fließendem Blut. Und wenn sich in Krampfadern Klümpchen bilden, können sich die Venen entzünden; eine gefährliche Erkrankung beginnt. Weitere Ursachen für Venenentzündung sind Bettlägerigkeit, eine Infektion innerhalb des Blutkreislaufs oder ein Schlag direkt auf die betroffene Gegend.

Venenentzündung ist so gefährlich, weil sich ein Blutklümpchen lösen, von der Vene zum Herzen wandern und dort einen Infarkt auslösen könnte, oder, wenn es bis zum Gehirn gelangt, einen Schlaganfall. Zwar leidet ein Patient mit Venenentzündung an so gut wie keinen äußerlichen Symptomen – er fühlt sich weder krank noch bekommt er Fieber –, doch ist äußerste Vorsicht angezeigt. Ruhe ist die beste Therapie. Damit ist zehn- bis vierzehntägige, totale Bettruhe gemeint. Bei Venenentzündung sollten Sie *überhaupt nicht* laufen, nicht einmal zur Toilette. Sie sollten wirklich im Bett liegen bleiben, zu Hause oder in einer Klinik.

Die entzündeten Stellen sind leicht zu finden, weil sie sich meist heißer als jeder andere Teil des Körpers anfühlen. Bei der Behandlung von Venenentzündungen oder Krampfaderbeschwerden bleiben heiße und kalte Umschläge wirkungslos. Ein *warmer* Umschlag dagegen könnte Linderung bringen. Nehmen Sie einfach ein Küchenhandtuch, lassen warmes Wasser direkt aus dem Hahn darüberlaufen, winden es aus und legen es 5–10 Minuten lang auf Ihr *hochgelagertes* Bein. Damit ziehen Sie behutsam einen Teil der Entzündung aus den Venen, der Haut und dem Gewebe heraus; der Umschlag ist jedoch nicht heiß genug, um ein Teilchen eines Blutpfropfs abzulösen, so daß es seine gefährliche Wanderung durch den Körper beginnen könnte.

Ein weiteres Symptom für Venenentzündung sind Schmerzen an der betroffenen Stelle. Dieser Schmerz ist vor allem in Fällen akuter Thrombose spürbar, einer Entzündung mit Blutpfropfbildung. Eine Nebenerscheinung der Venenentzündung ist das mögliche Auftreten kleiner dunkler Flecken in der Beinhaut. Es handelt sich dabei um Einlagerungen von Hämosiderin. Ursache für das Entstehen der Flecken ist eine Schädigung der Blutgefäße der betroffenen Stellen. Hämosiderin, eines der für die Farbe unseres Bluts verantwortlichen Pigmente, wird abgesondert, weil es schwerer als Blut ist; es dringt durch die Gefäßwand und die Gewebe und wird schließlich in den tieferen Hautschichten eingeschlossen. Sind diese Flecken einmal da, werden sie nicht mehr verschwinden; die Farbpigmente sind dauerhaft eingelagert.

Ein weiteres Anzeichen für Venenentzündung oder überhaupt für Krampfaderbildung ist die Veränderung der Haut in den betroffenen Gebieten, die trocken und spröde wird und zu jucken beginnt. Es können sich sogar Risse bilden, und vielleicht schält sich auch die Haut ab. Juckreiz ist ein Zeichen für eine durch mangelhaften Kreislauf bedingte Nervenschädigung, und das Schlimmste, was Sie dagegen tun können, ist kratzen. Die trockene Haut wird daraufhin aufbrechen und bluten; Ihr Körper wird vielleicht nicht in der Lage sein, die Wunde effektiv zu heilen, weil der Kreislauf dort bereits zu stark geschwächt ist, und der kleine Riß kann immer größer und tiefer werden, bis Sie eine bakterielle Infektion bekommen, die zu einem Geschwür vereitert. Möglicherweise wird dieses Geschwür überhaupt nicht oder nur im Lauf von Wochen oder Monaten ausheilen.

Jede oberflächliche Hautverletzung an einer Stelle Ihres Beins, an der Krampfadern liegen, muß zur Vorbeugung gegen Geschwüre rasch behandelt werden. Bestreichen Sie die Stelle drei- bis viermal täglich mit Kräutersalbe (siehe Anhang) und decken Sie sie mit steriler Gaze ab. Sollten Sie feststellen müssen, daß eine kleine Wunde sich vergrößert, sollten Sie zum Arzt gehen, bevor ein wirklich großes Problem daraus entsteht.

Geschwollene Füße und Beine

Wenn Ihnen Ihr Kreislauf zu schaffen macht, leiden Sie vielleicht auch an geschwollenen Füßen und Beinen. Um solche Schwellungen zu lindern oder zu beseitigen, können Sie mehrere Dinge unternehmen. Achten Sie darauf, wieviel Salz Sie täglich zu sich nehmen, und beschränken Sie Ihren Salzkonsum auf ein Minimum. Sie können auch Ihre Füße und Beine bei jeder nur möglichen Gelegenheit hochlagern und längeres Herumstehen vermeiden – Gehen ist eines der besten Mittel gegen Schwellungen.

Gute Fuß- und Beinpflege ist wichtiger denn je, wenn der Kreislauf Probleme macht. Ihre Haut wird nicht ausreichend mit Sauerstoff und Nährstoffen versorgt und ist daher stärker als sonst durch bakterielle Infektionen gefährdet. Wenn Sie Ihre Füße und Beine sauber halten und durch tägliche Ölmassagen – vielleicht massieren Sie sogar zweimal täglich – dafür sorgen, daß Ihre Haut weich und geschmeidig bleibt, ist das der beste Schutz Ihrer Füße und Beine vor Geschwüren und anderen Verfallserscheinungen.

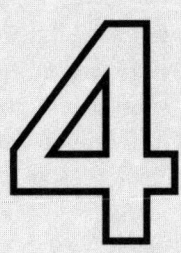

4

Die Gelenke und Arthritis

Obwohl Arthritis häufig vorkommt (fast jeder Siebte leidet an irgendeiner Form von Arthritis), herrschen oft unklare Vorstellungen über dieses Krankheitsbild. Man denkt dabei an schmerzverkrüppelte Menschen, doch bei vielen Arthritikern ist das nicht unbedingt der Fall. Obwohl Tausende von Wissenschaftlern jahrelang auf diesem Gebiet geforscht und ihre Ergebnisse in Hunderten von Artikeln in Fachzeitschriften und unzähligen Büchern veröffentlicht haben, wissen wir heute wenig mehr als vor einem halben Jahrhundert über die Gruppe der Erkrankungen, die zu den arthritischen Erscheinungsformen zusammengefaßt werden.

Während Arthritis die Gelenke angreift, können die arthritischen Symptome der Gelenkschmerzen und Steifheit auch andere Ursachen haben: Verletzungen bei Unfällen, Überanstrengung oder Nahrungsmittelallergien, um nur einige zu nennen. Das Ganze wird dadurch noch komplizierter, daß Arthritis nicht wirklich nur eine einzige Erkrankung ist. Es gibt mindestens sechzehn unterschiedliche Formen der Arthritis, mit verschiedenen Ursachen, Symptomen und Heilungsaussichten; Opfer sind junge wie alte Menschen, und die Bandbreite der Symptome reicht von einer kaum merklichen Steifheit bis hin zum Befall von Haut, Muskeln, Blutgefäßen und Augen sowie einer völligen Zerstörung der Gelenke. Die drei häufigsten der vielen Arthritisformen, die wir hier behandeln, weil sie oft die Füße und Beine in Mitleidenschaft ziehen, sind Osteoarthritis (Knochen- und Gelenkentzündung), primär-chronische Polyarthritis (Rheumatismus) und Arthritis urica (Gicht).

Osteoarthritis (Knochen- und Gelenkentzündung)

Osteoarthritis ist die häufigste Form von Arthritis, die sich allerdings oft nur durch wenig schwerwiegende Symptome äußert. Fast jeder, der ein höheres Alter erreicht, wird wahrscheinlich in einem gewissen Grad an Osteoarthritis erkranken, obwohl er es bei milden Verlaufsformen vielleicht gar nicht bemerkt. Osteoarthritis ist eine Degenerationskrankheit, von der meist Personen über 45 Jahre betroffen sind. Vor allem die Fuß- und Beingelenke sowie der untere Wirbelbereich, die viel Gewicht tragen müssen, werden befallen. In diesen Gelenken erweicht die Knorpel-masse, das natürliche Gelenkpolster; die Fasern trennen sich voneinander und lösen sich auf. Diese Abnutzung der Knorpelschicht führt zu einer Reizung des *Perichondriums*, der Knorpelhaut, sowie des *Periosts*, der Knochenhaut. Die Reizung wiederum löst am und im Gelenk die Bildung von knochigen Auswüchsen aus, und diese sogenannten Knochensporne können die Gelenkbewegungen erschweren und schmerzhaft machen.

Osteoarthritis, die sich mit den Jahren ohne äußere Ursachen entwickelt, wird als primäre Osteoarthritis bezeichnet; manchmal kann eine Gelenk-verletzung beim Sport oder eine Infektion eine sogenannte sekundäre Osteoarthritis auslösen. Zwar herrscht allgemein die Ansicht, primäre Osteoarthritis sei die unvermeidliche Folge von Abnutzung und Ver-schleiß, doch forscht man daran, ob manchmal eine ererbte Knorpel-schwäche, eine unzulängliche Schmierfähigkeit der Gelenksflüssigkeit oder eine leichte Abnormität im Bau der betroffenen Gelenke für das Auftreten der Erkrankung verantwortlich sein könnten.

Zur Vorbeugung gegen primäre Osteoarthritis läßt sich wenig tun; bei den ersten Anzeichen ist es wichtig, dafür zu sorgen, daß die betroffenen Gelenke möglichst wenig Druck ausgesetzt sind. Das läßt sich beispiels-weise durch Gewichtsabnahme erreichen, weil Übergewicht den Druck auf die Gelenke unnötig verstärkt. Zur Therapie einer ausgeprägten Osteoarthritis gehören die Schmerzbekämpfung, die Verbesserung und Erhaltung der Beweglichkeit in den betroffenen Gelenken, manchmal auch eine chirurgische Korrektur. Aspirin dämmt sowohl die Schmerzen als auch die Entzündung ein und hat wenig Nebenwirkungen. Um ein Versteifen der Gelenke zu verhindern, machen Sie am besten Wassergym-nastik, bei der die Gelenke durch möglichst wenig Gewicht belastet werden. In schweren Fällen kann ein geschädigtes Gelenk vollständig durch ein künstliches Gelenk ersetzt werden, eine Technik, die sich vor allem bei den Hüft- und Kniegelenken bewährt hat. Als weiterer chirurgi-scher Eingriff ist die Entfernung der Knochen- oder Knorpelteile möglich, die die Gelenke reizen.

Primär-chronische Polyarthritis (Rheumatismus)

Rheumatismus ist eine systemische Erkrankung, das heißt, betroffen ist das Bindegewebe des gesamten Körpers, nicht nur in bestimmten Gelenken; außerdem können auch die Haut, die Muskeln und die Blutgefäße angegriffen werden. Ein frühes Anzeichen von Rheumatismus ist eine Entzündung der Synovialhaut, die die Gelenke auskleidet. Im zweiten Stadium verdickt sich die Synovialhaut, wächst an der Knorpeloberfläche nach innen und schädigt sie. An den Gelenken entwickelt sich ein zähes, fasriges Material, das die Beweglichkeit einschränkt; in diesem Stadium spricht man von einer **fibrösen Ankylose** (Ankylose bedeutet soviel wie Gelenkversteifung). Im Endstadium kann dieses fibröse Material verknöchern; dann spricht man von einer **knöchernen Ankylose**.

Die Ursachen der primär-chronischen Polyarthritis liegen trotz aller Forschungen, die dieser Erkrankung gewidmet wurden, immer noch im dunkeln. Man glaubt, daß eine übertriebene Reaktion unseres Immunsystems mitspielt; manche Forscher sind der Ansicht, daß auch eine allergische Reaktion auf bestimmte Nahrungsmittel zu den Auslösern gehört. Diese Form der Arthritis läßt sich am besten in den Griff bekommen, wenn Sie das Problem von mehreren Seiten gleichzeitig anpacken. Die Sache wird wesentlich einfacher, wenn Sie etwas tun können, *bevor* das Stadium der Deformation und Verkrüppelung erreicht ist. Selbst dann ist es nie zu spät, an der Verbesserung Ihres Zustands zu arbeiten und wenigstens eine weitere Verschlimmerung zu verhindern.

Um eines werden Sie nicht herumkommen: eine grundlegende Umstellung Ihrer Ernährung. Mogeln ist nicht erlaubt. Sämtliche der aufgelisteten Nahrungsmittel sind vollständig zu meiden:

▷ Gemüse der Belladonna-Familie (Zwiebel, Tomate, Paprika, Aubergine)
▷ Raffinierter Zucker jeglicher Form
▷ Denaturierte Stärke
▷ Salz
▷ Milch und Milchprodukte
▷ Künstliche Farb- und Konservierungsstoffe

▷ Hefe
▷ Zitrusfrüchte
▷ Fleisch und Geflügel
▷ sowie alle anderen Nahrungsmittel, auf die Sie empfindlich
  oder allergisch reagieren.

Streichen Sie diese Nahrungsmittel sofort von Ihrem Speiseplan, nicht
nach und nach. Starten Sie ein Ernährungsprogramm mit viertägiger
Rotation; das heißt, essen Sie das gleiche Nahrungsmittel nicht öfter als
alle vier Tage. Zum Beispiel dürfen Sie, wenn Sie gern möchten, an einem
Tag Reis zu jeder Mahlzeit essen, dann aber drei Tage lang nicht mehr.
Während Sie also täglich ein neues Nahrungsmittel einführen, beobachten
Sie die Reaktion Ihres Körpers. Jede Verstärkung arthritischer Symptome,
allergische Reaktionen oder ein Gefühl der Schwäche oder Müdigkeit
sollte für Sie ein Alarmzeichen sein, das betreffende Nahrungsmittel
künftig wegzulassen. Wer sich bisher stark toxisch ernährt hat, muß
vielleicht einige Wochen lang unter ärztlicher Überwachung fasten, um
sich von den toxischen Symptomen zu befreien.
Gleichzeitig können Sie Ihre Ernährung durch Nährstoffpräparate ergänzen. Benötigt werden sämtliche Vitamine und Mineralstoffe, dazu hohe
Dosen Vitamin C (soviel, wie Ihr Darm verträgt).
Begleitend zu dieser Ernährungsumstellung führen Sie ein geeignetes
Bewegungstraining durch. Als am vorteilhaftesten für Arthritispatienten
hat sich Schwimmen erwiesen; wenn Sie nicht schwimmen können,
empfiehlt sich das Laufen in einem Schwimmbecken, da das Wasser einen
Teil des Körpergewichts trägt und damit die Gelenke entlastet. Bewegung
regt den Körper auch an, mehrere natürliche Substanzen auszuschütten,
zum Beispiel Endorphine, die den Arthritisschmerz lindern helfen und
insgesamt ein Gefühl des Wohlbefindens hervorrufen. Bewegen Sie sich
möglichst täglich, um diese chemischen Substanzen und auch die Beweglichkeit Ihrer Gelenke auf einem gewissen Niveau zu erhalten. Sportarten,
bei denen die Schwerkraft den Aufprall des Körpers auf den Boden noch
verstärkt, zum Beispiel Joggen, sollten Sie jedoch meiden, weil dadurch
bereits entzündete Gelenke noch weiter geschädigt werden können.
Ernährung und Bewegungstraining sind die einfacheren Formen dieser
Arthritistherapie; die dritte Form ist die schwierigste: spirituelle Bewußt-

werdung. Schalten Sie alle Ihre schwarzen, schmerzhaften, blockierenden, unfreundlichen Gedanken aus, auf wen oder was sie sich auch beziehen. Erschrecken Sie nicht vor den Schwierigkeiten einer solchen Lebensveränderung. Nur wenn Sie sich von negativen Gedanken und Gefühlen befreien können, besteht die Hoffnung, daß Sie sich auch von den schmerzhaften Auswirkungen befreien können, die diese Gedanken auf Ihren Körper hatten.

Arthritis urica (Gicht)

Gicht ist eine Stoffwechselstörung, die sich klinisch vor allem in Arthritis äußert. Am häufigsten sind Männer betroffen, die älter als 30 bis 35 Jahre sind. Bei Menschen, die zur Gicht neigen, können die Nieren das Blut nicht von überschüssigen Purinen reinigen, dem Endprodukt des Eiweißstoffwechsels. Im Blut reichert sich Harnsäure an und wird schließlich in Form von Kristallen in den Gelenken und ihrer Umgebung abgelagert. Die Gelenke fangen an zu schmerzen, röten sich, werden heiß und schwellen an; sie reagieren äußerst empfindlich auf Berührungen.
Ein Gichtanfall kann durch Verletzungen, Kälte oder Streß ausgelöst werden. Er läßt sich etwa zwei Wochen nach Ende des Anfalls durch einen erhöhten Harnsäurespiegel im Blut nachweisen; während des Anfalls selbst konzentriert sich die Harnsäure in der Gelenkgegend, und die Blutwerte sind niedrig oder normal. Gicht kann während eines Anfalls mit Colchicin behandelt werden, einer Substanz, die aus den Samen der Herbstzeitlose extrahiert wird. Damit läßt sich ein Gichtanfall innerhalb von Stunden stoppen, allerdings hat Colchicin starke, wenn auch kurzlebige Nebenwirkungen: Magenkrämpfe und Durchfall.
Es ist wichtig, Gicht unter Kontrolle zu bekommen, denn wiederholte Anfälle können die Knochen und Gelenke der Füße dauerhaft schädigen, weil sie zu ihrem Abbau und anschließend zu abnormen Neubildungen führen. Chronische Schmerzen und Schwierigkeiten beim Gehen können die Folge sein. Die meisten Menschen brauchen zur Kontrolle ihrer Gicht keine Medikamente, denn die Krankheit läßt sich am besten durch Diät in den Griff bekommen. Die folgenden Nahrungsmittel, die einen hohen Puringehalt haben, sollten vollständig vermieden werden:

▷ Rind, Schwein, rotes Fleisch jeder Art
▷ Innereien: Nieren, Leber, Hirn, Bries
▷ Vollkornprodukte jeder Art
▷ Schalentiere, Anchovies, Sardinen, Hering
▷ Alkohol
▷ Kaffee, Tee und andere coffeinhaltige Getränke
▷ Hülsenfrüchte: Linsen, Erbsen, Bohnen
▷ Sellerie, Radieschen, Pilze, Spinat, Wasserkresse, Spargel, Blumenkohl
▷ Gemüse der Belladonna-Familie: Zwiebeln, Auberginen, Tomaten, Paprika.

Wenn Sie auf diese Nahrungsmittel verzichten, haben Sie gute Chancen, nie wieder einen Gichtanfall zu erleiden. Viele Gichtkranke wollen sich mit diesen einfachen Vorbeugemaßnahmen nicht anfreunden, aber die Alternative, die langfristige Einnahme von Medikamenten zur Kontrolle der Gicht, kann die Nieren schädigen.

5

Sportmedizin

Bei allen Sportarten sind die Füße und Beine besonders verletzungs-gefährdet. Hier folgen einige Hinweise zu Fuß- und Beinverletzun-gen, die bei Sportlern häufig vorkommen: Wie Sie sich davor schützen können, und wie Sie sie erkennen und behandeln können, falls doch einmal etwas passiert.

Blutunterlaufene oder verfärbte Zehennägel

Verletzungen der Zehennägel sind bei Sportlern häufig, die schlechtsit-zende Schuhe tragen. Egal, welchen Sport Sie treiben, treiben Sie zu allererst einmal faires Spiel mit Ihren Füßen und schützen Sie sie mit den richtigen Schuhen. Sind Ihre Schuhe zu klein, werden Ihre Zehennägel beim Rennen, Springen, Rutschen, Abbremsen, Tanzen oder Schlittschuh-laufen immer wieder gegen die Schuhspitze prallen, was zu Blutungen unter den Nägeln führt. Trocknet das Blut, wird der Nagel schwarz. Sind Haut und Nagel schwer beschädigt, fällt der Nagel sogar ab. Zwar kann unser Körper neue Nägel bilden; aber muß er dies zu oft tun, weil Sie zu nachlässig mit ihm umgehen, wird er die Aufgabe nicht mehr richtig erfüllen. Wenn Sie sich immer wieder neue Zehenverletzungen zuziehen, werden Ihre neuen Nägel schließlich Deformationen aufweisen – dicker sein als die alten, dunkel oder gelblich verfärbt und dick gerillt. Haben sich solche Nägel einmal gebildet, können Sie leider nichts mehr daran ändern.

Allerdings gibt es etwas, was Sie *jetzt* tun können: Vergewissern Sie sich, daß Sie für Ihre Sportart das richtige Schuhwerk kaufen, und daß zwischen dem Ende des längsten Zehs und der Schuhspitze mindestens eine Daumennagellänge Spielraum bleibt.

Sollten Sie trotz geeigneter und passender Schuhe von schwarzen Zehen-nägeln geplagt werden, ist die Ursache möglicherweise in einer Pilz-erkrankung zu suchen. Pilzbefallene Zehennägel können aussehen wie Nägel, die als Folge einer Blutung schwarz geworden sind. Solche Pilz-erkrankungen lassen sich allerdings viel schwerer beseitigen – sie können sich nur entwickeln, weil bei den Zehen eine gewisse Empfänglichkeit für Fußpilz vorhanden ist. Wie man solche Nägel behandelt, ist in Kapitel 2 besprochen.

Zehengelenke

Verletzungen der Zehengelenke können jeden Sportler treffen. Diese Gelenke sind der Gefahr einer Prellung besonders stark ausgesetzt: Sie brauchen nur auf einen Zeh zu springen, der sich unter den Fuß knickt, oder mit dem Fuß im falschen Winkel aufkommen. Ist der Aufprall abrupt genug, werden Sie einen heftigen, stechenden Schmerz spüren und ein schnalzendes Geräusch in Ihrem Zeh hören.

Was bedeutet dieses Geräusch? Wahrscheinlich stammt es von einem Bänderriß, dem sehnigen Gewebe, das die Gelenkknochen zusammenhält. Oder Sie haben sich eine Sehne verletzt, die die Muskeln mit den Knochen verbindet. Verlassen Sie sich auf den heftigen Schmerz, den Sie spüren: Auch nur teilweise gerissene Bänder und Sehnen verursachen eine Schwellung und brauchen bis zu sechs Wochen, bis sie ausgeheilt sind. Vor allem, weil sich diese Art von Verletzungen so lange hinzieht, ist es wichtig, daß Sie sich anfangs die Zeit nehmen, um die Heilung richtig in Gang zu bringen. *Hören Sie sofort auf* mit Ihrer Aktivität, treten Sie mit dem verletzten Fuß nicht mehr auf und lagern Sie ihn hoch. Kühlen Sie den Zeh mit Eiswürfeln, um die Schwellung einzudämmen. Machen Sie das in den nächsten 24 Stunden immer wieder; dann beginnen Sie, die Zehen zu bewegen, damit nichts verwächst und sich kein Narbengewebe bildet. Zwingen Sie sich, die Zehen regelmäßig zu bewegen, auch wenn Sie dabei Schmerzen haben – Verwachsungen oder Narbengewebe können in Zukunft die normale Beweglichkeit behindern.

Wenn Sie wieder Sport treiben können, kleben Sie den verletzten Zeh mit 10–12 mm breitem Leucoplast ab. Umwickeln Sie den Zeh nicht zu fest, sonst schnüren Sie den Kreislauf ab, aber doch so, daß behutsam ein gewisser Druck auf ihn ausgeübt wird. Sollte es einfacher sein, den Zeh an einen nebenliegenden Zeh zu kleben, hilft das genauso. Ziel der Prozedur ist nicht nur, dem Zeh ein bißchen Verstärkung zu bieten, sondern das Ganze dient auch als eine Art Frühwarnsystem: Falls der Zeh erneut anzuschwellen beginnt, werden Sie das sofort spüren und die Füße entlasten, bevor Sie sich erneut verletzen. Wenn der Zeh beim Sport wieder anschwillt, lagern Sie ihn gleich hoch.

Was aber, wenn dieses »Schnalz, Knack, Plopp«, das Sie gehört haben, nicht von einem Sehnen- oder Bänderriß, sondern von einem Knochenbruch kam? Wie läßt sich das erkennen? Ein gebrochener Knochen verursacht nicht nur eine Schwellung, sondern auch blaue Flecken. Suchen Sie nach bläulichschwarzen Flecken auch ein Stück von der Stelle entfernt, bei der Sie den Bruch vermuten: Bricht ein Knochen, werden gleichzeitig viele Blutgefäße verletzt. Haben Sie den Verdacht, Sie hätten sich einen Knochen gebrochen, lassen Sie sich unbedingt vom Arzt untersuchen, egal, wie unkompliziert die Sache zu sein scheint.

Schmerzen sind selten so unerträglich, daß Sie völlig bewegungsunfähig sind; manchmal, wenn wir uns unter Streß, aufgrund unserer hohen Eigengeschwindigkeit oder aus schierer Notwendigkeit einfach weiter bewegen *müssen*, können wir Schmerzen sehr gut ignorieren und sie als »lästiges Wehwehchen« abtun. Unser Körper hilft eifrig mit und produziert Substanzen, die den Schmerz lokal betäuben; unsere Nerven machen mit, weil sie von der Verletzung so traumatisiert sind, daß sie das Gefühl von Schmerz nicht weiterleiten. Alle diese Faktoren können zusammenwirken, so daß wir die Tatsache eines Knochenbruchs im Fuß schlichtweg ignorieren. Sogar wenn Sie in der Lage sind, aufzutreten, sollten Sie sich untersuchen lassen, um spätere Probleme zu vermeiden.

Mittelfußgelenke

Die Mittelfußgelenke entsprechen den Knöcheln an der Hand. Entsprechend ihrer Gelenknatur haben auch sie Bänder und Sehnen, die gezerrt werden, und Knochen, die brechen können. Bei Sportarten wie Basketball, Baseball, Tennis, Squash, Tanzen und vielen Kampfsportarten können Sie sich beim Aufspringen leicht die Fußknochen verdrehen, oder bereits im falschen Winkel abspringen, so daß Sie nicht richtig landen und sich Verletzungen an diesen Gelenken zuziehen.

Eine Verletzung der Mittelfußgelenke erkennen Sie an denselben Symptomen wie bei den Zehengelenken: heftige, stechende Schmerzen, vielleicht ein knackendes Schnalzgeräusch und ein Anschwellen der Stelle. Haben Sie sich einen Knochen gebrochen, wird er es Ihnen durch eine schwarzblaue Färbung anzeigen. Auch die Behandlung ist ähnlich: Hochlagern, Eis auflegen und sofort einen elastischen Druckverband anlegen; Bewegungstherapie nach den ersten 24–48 Stunden, damit sich keine Verwachsungen und Narbengewebe bilden, die künftig Ihre Beweglichkeit einschränken könnten. Sobald Sie wieder auf den Beinen sind, sollten Sie das Gelenk bandagieren, damit Sie bei Beginn der geringsten Schwellungen rechtzeitig gewarnt sind und wissen, wann des Guten genug ist. Außerdem stützt Leucoplast die verletzte Stelle und hält Schwellungen zurück. Auch bei diesen Verletzungen dauert die Heilung gut sechs Wochen.

Eine häufige Verletzung des Vor- bzw. Mittelfußes ist das »Judogelenk«, das vor allem bei Judokämpfern auftritt. Die Judoka stehen barfuß auf einer Matte, und eine der Bewegungen besteht darin, sich mit dem großen Zeh an der Matte festzuklammern, während der Fuß sich dreht. Das führt oft zu einer Verletzung des Großzehen-Grundgelenks. Bei dieser Verletzung läßt sich ein starkes Anschwellen gut vermeiden, wenn Sie Heftpflasterstrei- 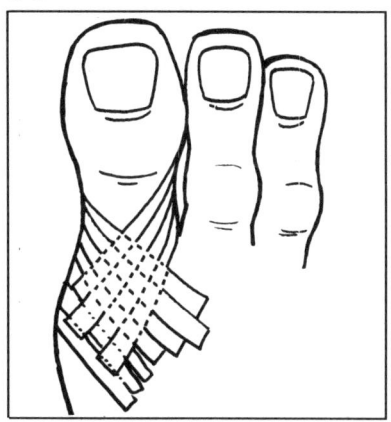 fen um den großen Zeh »flechten«, wie in der Abbildung zu sehen ist. Das lindert den Schmerz, beschleunigt den Heilungsvorgang und läßt außerdem dem Gelenk einen gewissen Bewegungsspielraum, auch wenn es bandagiert (»getapt«) ist.

Streßfraktur

Die Mittelfußgelenke sind auch durch Streßfrakturen (Ermüdungsbrüche) gefährdet. Das sind vollständige oder teilweise Brüche bei wiederholtem, rhythmischem Druck, dem ein Knochen nicht standhalten kann – im Unterschied zu Brüchen, die durch plötzliche, starke Gewalteinwirkungen bedingt sind. Wie läßt sich erkennen, ob eine Streßfraktur vorliegt? Die Schmerzen treten immer auf, wenn Sie mit Ihrem Training beginnen. Kurz darauf verschlimmern sie sich, aber nach dem Training lassen sie nach oder hören sogar ganz auf.

Eine Streßfraktur heilt in der Regel von selbst. Sie brauchen nur Ihr Training auf etwa die Hälfte der normalen Zeit und Intensität zu reduzieren und Ihren Füßen die Chance zu geben, sich auszuruhen. Halten die

Schmerzen dennoch an, verzichten Sie mindestens zwei Wochen lang auf die Ausübung Ihres Sports. Beim Wiedereinstieg beginnen Sie mit etwa einem Viertel Ihrer normalen Trainingszeit und -intensität. Steigern Sie Ihre Aktivität ganz langsam auf Ihren vorherigen Stand, vielleicht nur um zehn Prozent alle zwei Wochen. So kann der Knochen vollständig ausheilen und gewinnt gleichzeitig seine Stärke wieder.

Marschfraktur

Die Bezeichnung »Marschfraktur« stammt aus dem Ersten Weltkrieg, als viele Soldaten daran litten, einfach weil sie zu lange und heftig marschieren mußten. Heute treten Marschfrakturen vor allem auf, wenn Sie zu Saisonbeginn – die Knochen sind zu diesem Zeitpunkt an relative Untätigkeit gewohnt – zu lange trainieren, oder wenn Sie sich in einer neuen Sportart überanstrengen. In beiden Fällen sind die Knochen einfach nicht kräftig genug, um dem Druck, dem sie ausgesetzt werden, standzuhalten. Ihr Fuß schmerzt und schwillt an, vielleicht sind auch blaue Flecken zu sehen. In diesem Fall hört der Schmerz nicht auf, wenn Sie Ihr Training beenden, wie es bei einer Streßfraktur oft zu beobachten ist. Gehen Sie zum Arzt; der Knochen muß richtig eingerichtet werden, um spätere Komplikationen zu vermeiden. Wenn Sie das tun und mindestens acht Wochen lang auf jede sportliche Aktivität verzichten, sollte die Fraktur ausheilen. Aber wie auch bei einer schwereren Streßfraktur sollten Sie anschließend sehr behutsam wieder mit Ihrem Training beginnen.

Fußgewölbe

Beim Sport werden Sie vielleicht einmal *unter* dem Fuß Schmerz spüren, der sich das Fußgewölbe entlangzieht. Ein solcher Schmerz kann auf zwei häufige Verletzungen zurückgehen: auf eine Überdehnung der Gelenke, Bänder, Sehnen oder Muskeln, die unter dem Fuß verlaufen, oder auf eine Entzündung der Fußsohlensehnenplatte *(Plantaraponeurose)*.
Eine **Überdehnung oder Zerrung** tritt mit größter Wahrscheinlichkeit auf, wenn Sie ein hohes, steifes Fußgewölbe haben. Neigen Sie eher zu Plattfüßen, ist eine Zerrung unwahrscheinlich; in diesem Fall leiden Sie

wahrscheinlich an einer **Entzündung der Plantaraponeurose**, einem breiten Band aus Sehnen und fasrigem Muskelgewebe, das unter dem Fuß vom Fersenbein zu den Mittelfußknochen verläuft. Diese Sehnenplatte kann an jedem Punkt zwischen den Fersen bis zum Zehenansatz gezerrt werden, was sowohl Sportlern mit Plattfüßen wie Sportlern mit hohem Fußgewölbe passieren kann.

In beiden Fällen ist die Behandlung dieselbe: ein zusätzliches Abstützen des Fußgewölbes. Sportler sollten den schmerzenden Fuß mit Leucoplast umwickeln, weil Schuheinlagen bei weitem nicht so gut helfen. Das Umkleben des Fußes zur Stützung des Fußgewölbes lindert zwar nur vorübergehend, aber dennoch in willkommener Weise den Schmerz und entlastet das Fußgewölbe. Seit vielen Jahren werden Heftpflaster bei Sportverletzungen benutzt, um den Fuß zu stützen und die Bewegung der Muskeln, Sehnen und Bänder einzuschränken. Leider haben die neuesten Untersuchungen erbracht, daß nach 30–60 Minuten der größte Nutzen dahin ist, weil der Fuß schwitzt, die Pflasterbandage verrutscht oder nachgibt. Doch in den ersten 20 Minuten oder länger, falls der bandagierte Körperteil geschont wird, kann eine Bandage dieser Art durchaus die Schmerzen im Zaum halten und vor einer erneuten Verletzung schützen.

Verwenden Sie 4 cm breites Heftpflaster aus Stoff oder einem anderen elastischen Material (Sie erhalten es in der Apotheke) und schneiden Sie 20–25 cm lange Streifen zu. Stützen Sie damit das Fußgewölbe wie folgt: Beginnen Sie vor der Ferse, beim Ansatz des Fußgewölbes. Kleben Sie ein Ende des Streifens quer zur Fußsohle, von Fußkante zu Fußkante. Setzen Sie den Streifen an der Außenkante an, 3–4 cm oberhalb der Fußsohle, knapp unter dem Knöchel. Dann führen Sie das Heftpflaster unter der Fußsohle durch und ziehen es vorsichtig an, während Sie es auf der Haut festkleben. Das Band sollte das Fußgewölbe sanft hochziehen und ein Abflachen verhindern. Es sollte etwas oberhalb der inneren Fußkante knapp unterhalb der Sehne enden, die zum großen Zeh führt (und die sichtbar hervortritt, wenn Sie den Zeh anziehen und vom Boden abheben). Überkleben Sie diese Sehne nie, weil sie sich dann nicht mehr bewegen und sich entzünden könnte. Kleben Sie den nächsten Streifen so auf, daß er den ersten um einen guten Zentimeter überlappt, und kleben Sie so viele Streifen auf, bis das gesamte Fußgewölbe bedeckt ist. Es ist wichtig, die Haut vor den Auswirkungen eines längeren Kontakts mit dem Pflaster zu schützen: Reiben Sie sie zuvor mit einer speziellen Lösung ein, nach der Sie sich in der Apotheke oder im Orthopädie-Fachgeschäft erkundigen. Das verhindert, daß die vom Klebeband geschwächte Haut einreißt, und verringert allergische oder empfindliche Reaktionen auf den Klebstoff.

Menschen mit schwachem Kreislauf wie Diabetiker und ältere Personen sollten keine Heftpflasterbandagen anlegen, ohne sich beim Arzt über ihre Unbedenklichkeit zu vergewissern und sich über die Anwendung zu erkundigen.

Wenn das Bandagieren keinen Erfolg bringt, könnten Sie es mit einer der vielen fertigen Einlagen versuchen. Die Auswahl ist groß, und die meisten Einlagen sind nicht teuer, so daß sich das Ausprobieren lohnt. Sie müssen nur darauf achten, daß die Einlage leicht und flexibel ist – lassen Sie die Finger von Einlagen, die mit Stahl versteift sind.

Wenn Ihnen Ihr Fußgewölbe ernsthafte Beschwerden verursacht, kann der Orthopäde spezielle Stützeinlagen anpassen. Das kostet mehr als ein Fertigprodukt, ist aber das Geld wert, wenn sonst nichts zu helfen scheint.

Fersen

Wie die Mittelfußgelenke sind die Fersen bei übermäßiger Beanspruchung von Streßfrakturen bedroht. Die Symptome sind ähnlich: Schmerzen, die sich bei Bewegung verstärken, aber abnehmen, wenn Sie pausieren. Auch die Behandlung ist dieselbe: Hängen Sie Ihren Sport für kurze Zeit an den Nagel und gönnen Sie Ihren Fersen genügend Zeit zum Ausheilen.

Typisch für den **Fersensporn**, ein weiteres häufiges Sportlersyndrom, ist das Kommen und Gehen des Schmerzes, der bei Beginn des Trainings spürbar ist, dann abnimmt, im weiteren Bewegungsverlauf aber wieder aufflammt. Während einer Ruhepause werden die Schmerzen abklingen, vor allem, wenn Sie Ihren Fuß hochlagern. Aber beim ersten Gehversuch schmerzt die Ferse dann wieder so stark, daß Sie vielleicht humpeln müssen. Gehen Sie trotzdem weiter, lassen die Schmerzen merkwürdigerweise wieder nach. Wird dieses Syndrom nicht behandelt, kann es sich nur verschlimmern. Vielleicht können Sie anfangs Ihren Sport noch weiter treiben, aber mit der Zeit verschlimmern sich die Schmerzen derart, daß sogar das tägliche Gehen Schwierigkeiten bereitet. Die schmerzfreien Abschnitte werden immer kürzer, die Schmerzen halten immer länger an. Ziemlich bald werden schon das morgendliche Aufstehen und die ersten Schritte zur Qual.

Ein Fersensporn ist, wie schon das Wort besagt, ein spornartiger Auswuchs, eine Ablagerung von Kalzium und Knochenmasse am Fersenbein *(Kalkaneus)*. Der Schmerz wird durch die Reizung ausgelöst, wenn dieser zusätzliche Knochen am umgebenden Gewebe reibt. Machen sich alle Anzeichen eines Fersensporns bemerkbar, ohne daß auf dem Röntgenbild ein Fersensporn zu sehen wäre, steckt meist eine akute Entzündung der Plantaraponeurose dahinter, die wir gerade besprochen haben.

Ob der Schmerz nun von einem Fersensporn oder einer akuten Entzündung im Fersenbereich stammt, die Behandlung ist in der Regel dieselbe: Entlasten Sie die Ferse von Druck, damit der Sporn nicht weiterwächst oder der Muskel sich selbst heilen kann. Am besten legt man sich dazu eine Art Polster in den Schuh, entweder eine richtige orthopädische Einlage oder sogar nur ein einfaches Schaumgummistück, das Sie hufeisenförmig zurechtschneiden, so daß es der Form der Ferse entspricht. Je dicker, desto besser: 3–5 Zentimeter Schaumgummi werden flach zusammengepreßt, wenn Sie darauf stehen, und absorbieren die Erschütterungen beim Gehen, denen Ihr Fuß sonst ausgesetzt ist. Falls Sie mit Schaumgummi Schwierigkeiten haben, versuchen Sie es mit anderen Materialien, die den Druck ausgleichen können. Und sollte ein Polster nicht genügen, um den Schmerz zu lindern, benutzen Sie eben zwei.

Ein einfacher, nützlicher Trick, um bei Fersensporn die Schmerzen zu lindern, besteht einfach in einer Dehnung der Wadenmuskeln. Manchmal verspannen sich die hinteren Beinmuskeln, weil sie auf den Fersensporn mit Kontraktionen reagieren: Sie versuchen, die Ferse rascher vom Boden zu heben als sonst, um dem Schmerz zu entgehen. Wenn Sie diese Muskeln dehnen, können Sie die Verkrampfungen lösen und die Schmerzen in Ihrer Ferse verringern.

Fußknöchel

Sportler wie Nichtsportler verstauchen sich immer wieder einmal die Fußknöchel, das empfindlichste aller Gelenke. Das Ärgerliche an dieser so häufigen – und sehr schmerzhaften – Verletzung ist, daß sie sich so leicht verhindern ließe.

Für Knöchelverstauchungen sind Sie besonders anfällig, wenn beim Gehen Ihre Knöchel einknicken und sich nach innen drehen. Daher empfiehlt sich als erstes, daß Sie feststellen, wie Sie eigentlich gehen. Schauen Sie sich Ihr ältestes Paar Schuhe an. Wenn die Absätze an den Innenseiten stärker abgetragen sind als an den Außenkanten, knicken Sie nach innen. Bei dieser Fußhaltung verkürzen sich die Bänder an der Knöchelaußenseite – das Gewebe, das die Fußknochen miteinander verbindet und zusammenhält. Gleichzeitig werden die Bänder an der Innenseite bis zum Äußersten gedehnt. Unter diesen Bedingungen brauchen die zum Zerreißen gespannten Bänder nur einem kurzen, plötzlichen Druck ausgesetzt zu sein, um wirklich zu reißen.

Um sich vor solchen Verletzungen zu schützen, brauchen Sportler, Künstler wie Nichtsportler – jeder Mensch mit eingeknickten Füßen – nur eines zu tun: die Bänder zu *dehnen*. Sportler und Künstler wie Tänzer sollten diese Dehnung routinemäßig in ihre Aufwärmübungen einbauen. Setzen Sie sich hin und kreuzen Sie einen Fuß übers Knie. Nehmen Sie die Hand derselben Körperseite wie der übergeschlagene Fuß und umfassen Sie Ihren Knöchel knapp oberhalb des Gelenks, um dem Fuß Halt zu geben. Dann entspannen Sie Ihren Fuß total und lassen ihn so locker und schlaff hängen, wie Sie können.

Mit der anderen Hand bewegen Sie den Fuß langsam in Kreisen, erst in die eine Richtung, dann in die andere, in jeder Richtung mindestens 30 Sekunden lang. Sie werden spüren, wie sich Ihr Fuß erwärmt und lockert. Jetzt drehen Sie den ganzen Fuß am Knöchelgelenk sanft nach innen. Damit dehnen Sie die äußeren Bänder. Halten Sie den Fuß 10–15 Sekunden lang so gedreht, dann entspannen Sie sich. Anschließend drehen Sie den Fuß behutsam 10–15 Sekunden lang nach außen, um die inneren Bänder zu dehnen. Entspannen Sie sich wieder.

Jetzt machen Sie bei dem anderen Fuß dieselben Dehnübungen. Das Ganze dauert nur etwa 3–4 Minuten, ein kleiner Aufwand, der sich lohnt, weil Sie damit Ihre Knöchel vor Verstauchungen schützen und Ihren Gang elastisch halten.

Wenn Sie zu Verstauchungen neigen und körperlich aktiv sind, können Sie sich nur durch eine weitere Maßnahme schützen: Bandagieren Sie Ihre Knöchel. Eine einfache elastische Binde gibt Ihren schwachen Knöcheln zusätzliche Stütze. Darüber hinaus sind verbesserte Stützbandagen mit eingearbeiteter Pelotte erhältlich. Die Pelotte, ein Polster aus Silikonschaum oder ähnlichem, drängt Ödeme (Schwellungen durch Wasseransammlung) zurück, die erneut auftreten könnten, wenn Sie Ihren Knöchel bereits verstaucht haben und gerade versuchen, ihn auszuheilen.

Sollten Sie sich nun trotz aller Vorsichtsmaßnahmen einmal den Knöchel verstauchen, erinnern Sie sich rasch an folgenden DREH: Druckverband, Ruhe, Eis, Hochlagern. Als erstes lagern Sie den Fuß hoch. Dann umwickeln Sie den Knöchel mit einer Binde, legen Eisbeutel auf und gönnen sich Ruhe. Setzen Sie diese Behandlung 24–48 Stunden lang fort. Anschließend beginnen Sie *äußerst behutsam*, den Knöchel zu bewegen und leicht zu dehnen (legen Sie immer noch Eis auf, damit die Schwellung zurückgeht). Auf diese Weise erhalten Sie dem Knöchel seine volle Beweglichkeit und beschränken Narbenbildung und Verwachsungen auf ein Minimum.

Verstauchen Sie sich die Knöchel immer wieder, ist das ein Warnsignal, daß Sie ärztliche Hilfe brauchen. Zwar lassen sich die meisten Verstauchungen durch Dehnübungen vor dem Sport vermeiden, doch könnte eine Störung der Fußstruktur vorliegen, wenn Sie sich denselben Knöchel wiederholt verletzen. In diesem Fall ist ein Besuch beim Orthopäden angebracht, der Ihnen vielleicht eine orthopädische Einlage anpaßt.

Achillessehnen

Die Achillessehne ist eine starke, seilartige Sehne, die sich an der hinteren, unteren Hälfte des Unterschenkels entlangzieht. Oben vereinen sich in ihr die beiden Sehnen der zwei großen Wadenmuskeln, unten endet sie im Fersenbein. Die Achillessehne kann sich entzünden und an allen möglichen Ansatzstellen reißen; Ursache dafür ist meist eine Verspannung eines oder beider Wadenmuskeln, die mit der Sehne verbunden sind. Risse und Entzündungen bestimmter Stellen der Achillessehne haben eigene Fachbezeichnungen, doch genügt hier für uns der Oberbegriff der Sehnenentzündung.

Bei einer Entzündung können Sie die betroffene Sehne von Druck entlasten, wenn Sie ein Erhöhungsteil in Ihren Schuh legen. Nehmen Sie dazu ein mindestens 6 Millimeter dickes Filzstück oder anderes Material, das Stöße abfängt, sich allerdings nicht zu stark zusammendrücken darf. Während des Heilungsvorgangs benutzen Sie diese Einlagen in *allen* Ihren Schuhen, nicht nur in den Sportschuhen. Sogar beim Gehen kann die Sehne erneut gereizt werden. Wenn Sie sich an diese Empfehlungen halten, sollte die Sehne nach etwa sechs Wochen ausgeheilt sein.

Entzünden sich Ihre Achillessehnen immer wieder, testen Sie an einem Paar alter Schuhe, ob Ihre Knöchel nach innen geknickt sind, wie im Abschnitt über die Fußknöchel beschrieben wurde. Eine Innendrehung des Fußes kann Entzündungen der Achillessehne verschlimmern oder sogar hervorrufen. Eine orthopädische Einlage wird Ihre Knöchel am Einknicken hindern und Ihnen damit auch die Entzündung endgültig vom Leib halten. Gleichzeitig sollten Sie Ihre Wadenmuskeln täglich dehnen. Alle Beinmuskeln profitieren davon, wenn Sie sie zum Aufwärmen dehnen. Tun Sie das nicht, können Sie sich beim Sport viel leichter eine Muskelzerrung zuziehen.

Unterschenkel

Wie bei den Mittelfußknochen können auch bei den Knochen des Unterschenkels Streßfrakturen vorkommen. Das Schienbein *(Tibia)* ist besonders verletzlich. Da es in der Mitte am dicksten ist, sind vor allem das obere und das untere Drittel des Knochens für Verletzungen durch rhythmische Belastung anfällig. Die Symptome einer Streßfraktur am Schienbein sind dieselben wie anderswo: verstärkter Schmerz bei Bewegung, abklingender Schmerz in Bewegungspausen. Auch die Behandlung ist wieder dieselbe: erst Ruhigstellen, Auflegen von Eisbeuteln und Hochlagern, dann ein langsames Wiederaufnehmen des Trainings. Steigern Sie Ihre Aktivität allmählich bis zur früheren Intensität und Dauer, sobald Ihre Knochen eine Toleranz gegenüber rhythmischer Belastung entwickelt haben.

Nützlich kann hier eine Volleinlage aus thermoplastischem Material sein, die nach Abdrücken Ihrer Füße in einer Stellung, die dem Ideal möglichst nahekommt, angefertigt wird. Eine solche Einlage kontrolliert die Fußbewegung vom Aufsetzen der Ferse bis zum Abrollen der Zehen und gestattet Bewegung nur in Normalbereichen, nicht in den Extrembereichen, die das Entstehen einer Streßfraktur mitverursacht haben. Wird die Einlage mit einer tiefen Fersenschale und einem stoßdämpfenden Bezug gearbeitet, verringert sich auch der Druck, was die Heilung unterstützt. Die Einlage muß beim Gehen *ständig* getragen werden, vom Aufstehen bis zum Schlafengehen (außer beim Duschen, Schwimmen und beim Laufen an Sandstränden). Ein acht- bis zwölfwöchiges ständiges Tragen der Einlagen sollte genügen, um eine Streßfraktur auszuheilen.

Schienbeinschmerzen können aber auch andere Ursachen haben. Schmerzen im vorderen Bereich werden oft durch eine Entzündung der Muskeln und Sehnen hervorgerufen, die anschwellen und auf Nerven und Blutgefäße drücken. Schmerzen im hinteren Bereich treten auf, wenn die Muskeln einen Zug vom Knochen weg ausüben, die Knochenhaut reizen und zum Anschwellen bringen; in diesem Fall entwickelt sich eine **Periostitis** (Knochenhautentzündung).

Eine eindeutige Diagnose läßt sich nur durch ein Knochenszintigramm erstellen. Oft werden Entzündungen für Streßfrakturen gehalten und umgekehrt. Sie können die beiden relativ einfach auseinanderhalten, wenn Sie darauf achten, zu welchem Zeitpunkt die Schmerzen auftreten: Bei einer Streßfraktur verstärken sich in der Regel die Schmerzen bei Bewegung, während ein Entzündungsschmerz sich während der Bewegung oft zu bessern scheint, allerdings nach dem Training wirklich heftig werden kann.

Haben Sie den Verdacht, daß entweder im vorderen oder im hinteren Bereich des Unterschenkels eine Entzündung vorliegt, behandeln Sie das Problem in den ersten beiden Tagen mit Ruhigstellen, Hochlagern, Eisbeuteln und einem Druckverband; anschließend sollten Sie die hinteren Beinmuskeln, die das Problem fast immer mitverursachen, intensiv dehnen und kräftigen. Bevor Sie Ihr normales Training wieder aufnehmen, lassen Sie von einem Orthopäden feststellen, ob es bei Ihrer Fußstruktur Probleme gibt, die sich korrigieren lassen. Nehmen Sie Ihren Sport langsam und behutsam wieder auf. Und wenn Sie bisher auf harten Böden gelaufen sind, sollten Sie sich nach ungepflasterten Wegen oder Grasböden umsehen, die für längeres Laufen geeignet sind.

Manchmal lassen sich Schienbeinschmerzen nur durch eine Operation beseitigen. Aber in 98 Prozent der Fälle ist ein so drastischer Eingriff unnötig. Nötig ist allerdings viel liebevolle Pflege, eine angemessene Dehnung der Muskeln und eine sachte Steigerung des Trainings, bis Sie wieder Ihr Normalniveau erreicht haben.

Knie und Oberschenkel

Auf Sportverletzungen der Knie und Oberschenkel wollen wir hier nur global zu sprechen kommen. Ihr Körper funktioniert nach einem Prinzip, das wir »dynamisches Gleichgewicht« nennen: Bei jeder Bewegung, die Sie machen, bewegt ein Muskel oder eine Muskelgruppe einen oder mehrere Knochen in eine bestimmte Richtung – und andere Muskeln führen dazu eine Gegenbewegung aus. Daher müssen *alle* Ihre Muskeln kräftig entwickelt sein.

Sind zum Beispiel Ihre rückwärtigen Beinmuskeln durchtrainiert, fest und kraftvoll, scheint das ein großes Plus für die sportliche Leistungsfähigkeit zu sein. Doch wenn Ihre vorderen Oberschenkelmuskeln schwach sind und sich nicht richtig zusammenziehen, fordern Sie eine Verletzung geradezu heraus. Spielen die Muskeln nicht ausgewogen zusammen, werden bei jedem Schritt Ihre Knie und andere wichtige Gelenke zusätzlich belastet. Das »Läuferknie« ist nur eine der Schädigungen, deren Ursache in einer einseitigen Entwicklung von Muskeln zu suchen ist.

In den meisten Fällen gibt es bei einer unausgeglichenen Entwicklung der Muskeln eine einfache Lösung, auf die nicht genug hingewiesen werden kann: Geeignete Dehnübungen zum Aufwärmen sorgen für ein dynamisches Gleichgewicht. Dann ist das Bein geschützt, weil die Muskeln fähig sind, alle Knochen in die richtige Position zu bringen, damit sie während eines harten sportlichen Trainings mit seinem ständigen Auf und Ab, Hin und Her Ihr Körpergewicht immer effektiv tragen können. Und natürlich ist das für Ihren Sport optimale Schuhwerk ein Muß. Falls mit der Statik Ihrer Füße oder Beine etwas nicht in Ordnung ist, gehört zu dem »richtigen Schuhwerk« vielleicht auch noch eine vom Orthopäden angepaßte Einlage, die strukturelle Probleme korrigiert, *bevor* Sie aufs Spielfeld stürmen.

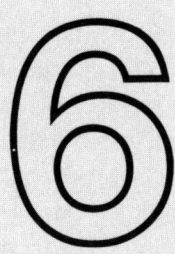

Sport und Bewegung

Die Grundlagen der Fußhygiene von der Geburt bis ins Alter sind Ihnen jetzt bekannt. In der dazwischenliegenden Zeitspanne sind die meisten Menschen einen großen Teil ihrer Zeit draußen auf den Beinen. Vielleicht treiben wir Sport, wandern einfach gern am Strand entlang oder haben die Freuden des Spazierengehens entdeckt, entweder von selbst, oder weil der Arzt uns dazu geraten hat. In diesem Kapitel widmen wir uns der Frage, wie wir unsere Füße beim Bewegungstraining richtig pflegen und gesund halten, ob wir nun einen besonderen Sport treiben, einfach am Strand herumtoben oder uns für intensive Spaziergänge als unsere Form von Bewegungstraining entschieden haben.

Sport und Bewußtsein: Verletzungen vorbeugen

Jeder Sport birgt das Risiko einer Verletzung, doch Bewegung selbst verursacht keine Verletzungen! Sportverletzungen gehen fast immer auf ein mangelndes Bewußtsein zurück, wenn der Körper nicht als Ganzes gesehen wird.

In Kapitel 5 haben wir Sportverletzungen an Füßen und Beinen behandelt; hier werden wir über präventive Therapie und eine innere Einstellung sprechen, die unsere Bewegungen »ins Gleichgewicht« bringen, so daß sie ihren größtmöglichen Nutzen entfalten, während sie unseren Körper so wenig wie möglich belasten.

Der Zug der Muskeln und Sehnen wie auch der Druck auf die Fuß- und Beinknochen fördert die Einlagerung von Kalzium in die Knochen, die beste Vorbeugung gegen Osteoporose. Gleichzeitig kann genau dieser Druck auch Streßfrakturen in den Knochen der Füße, Beine und, vor allem bei Frauen, des Beckens hervorrufen. Balance ist daher der Schlüssel zu einem effektiven Trainingsprogramm. Um Verletzungen zu vermeiden, ist es wichtig, daß Sie Ihren Körper nicht nur nach dem Training, sondern auch während des Trainings spüren. Ihr Körper liefert Ihnen ständig Feedback. Nehmen Sie diese Rückmeldungen nicht bewußt wahr, sind Sie anfällig für Verletzungen.

Sie müssen sich Ihres Körpers als Ganzheit bewußt sein, nicht nur einzelner Glieder. Der Oberkörper übt viele direkte und indirekte Einflüsse auf Ihre Bewegungen aus – ein steifer Hals oder eine steife Schulter kann zum Beispiel Ihren Gang und Ihre Bewegungen so verändern, daß die Fersen in einem unrichtigen Winkel und mit verstärktem Druck auftreffen, was wiederum zu Verletzungen der Knie, der Schienbeine und der Fersenbeine führen kann. Ein schiefes Becken kann sich so auswirken, als ob ein Bein »kürzer« wäre als das andere, was dieselben Verletzungen auslösen kann. Es empfiehlt sich, Ihren Oberkörper auf biomechanische, strukturelle Abnormitäten und Störungen hin untersuchen zu lassen und vor dem Beginn eines sportlichen Trainings diese Störungen zu beseitigen; lassen Sie sich überhaupt regelmäßig auf diesen Aspekt hin untersuchen, um unnötigen Verletzungen den Boden zu entziehen.

Cross-Training

Eine Möglichkeit, den gesamten Körper zu trainieren, besteht in der Kombination von zwei oder mehreren einander ergänzenden Sportarten. Je nach individuellem Trainingsziel wird die Sportkombination bei jedem anders aussehen. Ist das Trainingsziel nicht klar definiert, läßt sich auch keine klare Antwort über die geeigneten Sportarten geben.
Cross-Training bedeutet für den Triathleten Laufen, Schwimmen und Radfahren. Rudern, Skilanglauf oder Kajakfahren sind ungewöhnlichere Bestandteile eines solchen Dreikampfs. Im Prinzip kann *jede* aerobe Sportart in einen Triathlon aufgenommen werden, und zur Vorbereitung auf den Wettkampf werden täglich eine bis drei dieser Sportarten trainiert.
Nicht nur Teilnehmer eines Triathlon kombinieren das Training mehrerer Sportarten; auch andere Hochleistungssportler suchen den körperlichen Ausgleich häufig in einer weiteren Sportart. Ein Läufer zum Beispiel kann durch Radfahren seine vorderen Beinmuskeln kräftigen, die beim Joggen oft geschwächt werden. Ein Rennradfahrer wird vielleicht joggen, um seine hinteren Beinmuskeln, die beim Radfahren wenig gebraucht werden, zu trainieren. Wer auf diese Weise für eine ausgeglichene Muskelentwicklung sorgt, erhöht auch die Stabilität der Beingelenke und beugt Muskel- und Sehnenverletzungen vor.
Jeder Mensch jeden Alters kann von einer Kombination zweier oder mehrerer Sportarten profitieren. Die Verletzungsgefahr wird gerin-

ger, die Kondition verbessert sich insgesamt, die Belastung nimmt ab, und da beim Training Abwechslung herrscht, können sich bestimmte Muskelgruppen immer wieder ausruhen. Cross-Training heißt auch, daß keine Monotonie durch immer gleiche Bewegungsabläufe über längere Zeiträume hinweg aufkommt.

Es ist jedoch wichtig, solche Bewegungsformen zu kombinieren, die einander tatsächlich ergänzen; denn werden beim Cross-Training im Grunde dieselben Muskelgruppen in ähnlicher Weise gefordert, kann sich das Verletzungsrisiko sogar erhöhen. Und steigern Sie Ihr Trainingsprogramm in ganz behutsamen Schritten! Der Neuling sollte zum Beispiel erst 15 Minuten lang gehen oder joggen, anschließend weitere 15 Minuten radfahren und diese Trainingszeit nur alle zwei Wochen um etwa 10 Prozent verlängern. Trainieren Sie nie länger als drei Tage hintereinander; der folgende Ruhetag gibt dem Körper die Chance, Streß abzubauen und die Energiereserven in den Muskeln wieder aufzustocken. Anfänger finden es vielleicht sogar einfacher und ungefährlicher, nur jeden zweiten Tag zu trainieren und dazwischen auszuruhen, bis Kraft und Ausdauer wachsen.

Für den durchtrainierten Sportler ist oft tägliches Training ohne Ruhetage möglich, wenn er jeden Tag nur eine Sportart ausübt. Aber bis Ihr Körper durch regelmäßiges Training allmählich eine gewisse Kondition entwickelt hat, sind Ruhetage sehr zu empfehlen. Und trainieren Sie nie weiter, wenn Sie Beschwerden spüren – Schmerzen sind meist Anzeichen einer Verletzung.

Man kann auch zuviel trainieren; dann spricht man von einem Übertraining. Wenn ein Sportler über seine Leistungsgrenze hinaus weitertrainiert, baut er seinen Körper mehr ab als auf. Achten Sie aufmerksam auf Ihr Gewicht nach dem Training, die Flüssigkeitsmenge, die Sie täglich trinken, Ihren Schlafrhythmus und Ihren Puls beim Aufstehen; dann werden Sie merken, wenn Sie es mit Ihrem Training übertreiben, und künftig ein Zuviel vermeiden. Ständige Muskelschmerzen sind ein weiteres Anzeichen, daß Sie Teile Ihres Körpers überanstrengt haben. Sportler können oft davon berichten, daß sie ihre besten Leistungen nach einer Krankheit erzielt haben, nach einer Ruhepause also, in der sie sich ausheilen und die Streßbelastung in ihrem Körper abbauen konnten. Schärfen Sie Ihr Körperbewußtsein: Wiegen Sie sich regelmäßig und achten Sie auf rasche Gewichtsverluste, sorgen Sie dafür, daß Sie Ihr normales Schlafbedürfnis befriedigen können, und wachen Sie über Ihren Puls, ob er immer in Ihren Normalbereich fällt.

Aufwärmen und Stretching

Die beste Therapie gegen Muskel- und Sehnenverletzungen ist Vorbeugen; dazu gehören ausreichende Aufwärm- und Dehnübungen. Bevor wir unsere Muskeln und Sehnen dehnen, müssen wir warm werden. Hervorragend geeignet zum Aufwärmen der Beinmuskeln ist die folgende Übung in sechs Schritten nach Robins:

Legen Sie sich mit gestreckten Beinen auf den Boden. Die Übung soll in einer langsamen, rhythmischen, fortlaufenden Bewegung ausgeführt werden. Zählen Sie im Takt »und eins – und zwei – und drei – und vier – und fünf – und sechs«, dann haben Sie den richtigen Rhythmus für die Übung. Wiederholen Sie die Übung mit jedem Bein fünf- bis sechsmal hintereinander, nicht mit beiden Beinen im Wechsel.

Schritt 1:   Ziehen Sie langsam die Ferse an.

Schritt 2:   Heben Sie ohne Hilfe der Arme das Knie an die Brust.

Schritt 3:   Strecken Sie das Bein in die Luft, so daß das Knie durchgestreckt ist (selbst wenn das bedeutet, daß Sie das Bein wieder leicht senken müssen).

Schritt 4:   Senken Sie das gestreckte Bein die Hälfte der Strecke bis zum Boden.

Schritt 5:   Senken Sie die Ferse langsam zum Boden.

Schritt 6:   Strecken Sie das Bein wieder am Boden aus.

Mit dieser Übung beschleunigen Sie behutsam Ihren Herzschlag und regen den Kreislauf in den Muskeln an.

Die meisten Verletzungen der hinteren Beinmuskeln lassen sich durch zwei passive oder sanfte Dehnungen vermeiden: Legen Sie sich auf den Rücken und dehnen Sie jeweils nur ein Bein. Ziehen Sie ein Bein und Knie an die Brust; unterstützen Sie das Bein durch das zweite Knie, mit dem Sie kräftig nachschieben. Am besten ist es, dazu das Knie des anschiebenden Beines unter die Fußsohle des zu dehnenden zu stellen. Umfassen Sie nie

Ihr Knie mit den Händen, weil diese nach oben verrutschen, die Kniescheibe gegen den Oberschenkelknochen stauchen und eine Reizung auslösen könnten. Wenn Sie das Knie an die Brust ziehen, tun Sie es in einer langgezogenen, langsamen, fließenden Bewegung, die nach innen zur Körpermitte gerichtet ist; lassen Sie das Knie nie nach außen wegschnellen. Nach 20 Sekunden (Dehnungen dauern immer zwischen 10 und 30 Sekunden) lassen Sie Ihr Bein wieder auf den Boden gleiten, daß es sich strecken kann, und wiederholen dann die Übung. Machen Sie sie mit jedem Bein drei- bis fünfmal hintereinander, je nachdem, wie steif Sie sind. Damit dehnen Sie Gesäß- und Kniemuskulatur, die Muskeln des Oberschenkels.

Mit der nächsten Übung dehnen Sie Ihre Wadenmuskeln: Sie liegen mit leicht angezogenen Beinen auf dem Boden. Nun setzen Sie sich auf, nehmen einen Gürtel oder ein Handtuch und schlingen es um eine Fußsohle. Fassen Sie mit jeder Hand ein Ende. Richten Sie Rücken und Kopf auf und strecken Sie die Arme gerade vor sich aus; der Gürtel oder das Handtuch bleibt gefaßt. Die Arme dürfen sich an den Ellbogen nicht durchbiegen. Jetzt lehnen Sie sich zurück, so daß Sie mit Ihrem Körpergewicht Ihren Fuß zu sich heranziehen. Dann lassen Sie ein Ende des Handtuchs los, wobei Ihr Fuß entspannt nach vorn auf dieselbe Höhe wie der andere Fuß auf den Boden schnellt, falls Sie ihn nicht doch mit Muskelkraft angezogen haben. Wiederholen Sie diese Übung etwa drei- bis fünfmal pro Bein, abhängig von dem Grad Ihrer Verspannungen und davon, ob Verletzungen vorliegen.

Die beiden besten Dehnübungen nach dem Training sind zwei aktive Dehnübungen. Die erste wird gegen eine Wand ausgeführt und dehnt die hinteren Beinmuskeln im unteren Bereich: Stellen Sie sich mit dem Gesicht nach vorn möglichst nah an eine Wand; die Füße und Beine sind schulterbreit voneinander entfernt. Legen Sie die Handflächen in Gesichtshöhe oder etwas höher an die Wand. Treten Sie mit einem Bein einen Schritt zurück; beide Fußspitzen zeigen dabei im rechten Winkel zur Wand. Zunächst bleibt das hintere Bein gestreckt. Schieben Sie Ihre Hüften nicht nach vorn, wenn Sie sich zum Dehnen vorlehnen, sonst überstrecken Sie Ihr Knie. Ihr zurückgestelltes Bein, das Knie, die Hüfte und Schulter sollten eine gerade Linie bilden. Jetzt lehnen Sie sich gegen die Wand und stützen sich mit Ihrem ganzen Arm und Unterarm ab. Halten

Sie diese Position 20 Sekunden lang. Sie sollten die Dehnung vom Knie abwärts bis in die Ferse spüren. Nach 20 Sekunden drücken Sie sich von der Wand ab und entspannen das Bein. Während der Dehnung darf die Ferse nicht vom Boden abheben.

Als nächstes führen Sie dieselbe Dehnung durch, wobei sich allerdings das ausgestellte Bein im Knie leicht nach vorn beugt. Damit wird eine andere Gruppe der hinteren Wadenmuskeln beansprucht. Sie werden die Dehnung mehr in der Mitte des Wadenmuskels spüren; sie zieht sich nach unten bis hinters Fersenbein. Führen Sie die Übung mit jedem Bein drei- bis fünfmal durch, ohne dabei die Beine abzuwechseln.

Die zweitwichtigsten Muskeln, die Sie aktiv dehnen sollten, sind die rückwärtigen Muskeln des Oberschenkels oberhalb des Knies: Legen Sie Ihr gestrecktes Bein auf einen Tisch, ziehen Sie den Fuß kräftig zu sich heran, wo er stehen bleibt. Beugen Sie sich sanft nach vorn und heben Sie dabei langsam die bis zu den Fingerspitzen gestreckten Arme. Durch dieses Anheben der Fingerspitzen wird Ihr Rücken beim Vorbeugen gerade bleiben und nicht durch Druck belastet. Das kräftige Anziehen des Fußes mit aktivem Muskeleinsatz erzeugt eine starke Dehnung der hinteren Beinmuskulatur.

Für Menschen, bei denen sich der *Tractus iliotibialis* schnell entzündet – das ist der kräftige Sehnenstrang an der Außenseite des Oberschenkels knapp oberhalb des Kniegelenks –, gibt es eine besondere Dehnübung. Dazu lehnen Sie sich seitlich mit einer Schulter an die Wand und gehen mit beiden Beinen einen Schritt von der Wand weg. Dann beugen Sie die Hüfte sanft in Richtung Wand. Ihr Körper krümmt sich in der Form des Buchstabens C, wobei der iliotibiale Sehnenstrang im Bein leicht gedehnt wird. Machen Sie diese Übung drei- bis fünfmal pro Bein. Wer nicht an diesem Syndrom leidet, braucht diese Übung nicht öfter zu machen.

Die meisten Sportler dehnen zu wenig; ihre Muskeln und Sehnen sind relativ steif, was die Verletzungsgefahr erhöht. Aber auch wer es beim Stretching übertreibt, kann sich Verletzungen zuziehen. Eine Dehnung wird definiert als langsamer, stetiger Zug an Muskeln und Sehnen. Sie sollte mindestens 10 Sekunden, höchstens 30 Sekunden dauern. Machen Sie dabei nie ruckartige Bewegungen, weil das zu Verhärtungen in Muskeln und Sehnen führen kann. Wenn Sie eine Dehnung wiederholt länger als 30 Sekunden lang halten, leiern die Muskel- und Sehnenfasern über ihre Ideallänge hinaus aus und werden zu locker; dann steigt ebenfalls die Gefahr einer Verletzung. Auch kalte, nicht aufgewärmte Muskeln werden leicht überdehnt.

Verletzungen verhindern, Heilung fördern

Die tägliche Massage ist ein wunderbares Mittel, um Verletzungen vorzubeugen und Muskelverspannungen nach dem Training zu verhindern. Jede Form von Massage wirkt wohltuend; zwei Massagetechniken für die Füße und Beine werden in Kapitel 8 beschrieben. Anspruchsvolle Techniken wie Shiatsu und Akupressur können bei regelmäßiger Anwendung ebenfalls die Heilung beschleunigen und kleinere Zerrungen in Muskeln und Sehnen beseitigen, müssen aber unter sachkundiger Anleitung erlernt werden.

Bei einem geringen Prozentsatz von Menschen sind orthopädische Einlagen in den Schuhen nötig, um die Fußstatik zu regulieren und damit die richtige Haltung des Beins und des gesamten Körpers zu ermöglichen; dieses Thema wird in Kapitel 7 ausführlicher behandelt. Eine Untersuchung durch einen Sportorthopäden deckt versteckte Störungen in der Körperstatik auf, die sich möglicherweise durch solche Einlagen beheben lassen, bevor es zu Verletzungen kommt. Speziell für Sportler entwickelte Hilfsmittel sind auch bei manchen Arten von Cross-Training nötig. Stützbandagen für die Knöchel (Heftpflaster, elastische Binden, Bandagen mit Schaum-, Luftkissen- oder Gelpelotten) können ebenfalls schwache Knöchel vor erneuten Verletzungen schützen.

Magnetfeldtherapie, die neuere Version der früheren Therapie mit runden Magneten, kann spektakuläre Erfolge haben. Seit Jahren wird bei Muskel- und Knochenverletzungen die »Nordpolseite« von Magneten eingesetzt, um die Heilung zu unterstützen. Neuerdings werden dazu Geräte benutzt, die Niederfrequenzströme in magnetische Felder umwandeln. Studien an Tieren und Menschen haben gezeigt, daß ein pulsierendes Magnetfeld (das elektronisch im raschen Wechsel an- und abgeschaltet wird) eine starke Heilwirkung ohne gefährliche Nebenwirkungen besitzt. Die Heilwirkung beruht darauf, daß Eiweißmoleküle, die sich zwischen den Zellen einer verletzten oder schmerzenden Gewebepartie bilden und ansammeln, abgebaut werden. Damit kann die Lymphflüssigkeit im verletzten oder schmerzenden Gewebe wieder normal zu- und abfließen. Die Schwellungen und Schmerzen nehmen ab, der normale Kreislauf von Blut und Lymphe wird wiederhergestellt, was die Heilung fördert.

In unseren eigenen klinischen Erfahrungen haben wir mit der Magnetfeldtherapie erstaunliche Erfolge bei Knochenverletzungen aller Art erlebt. Die Heilungsdauer bei Brüchen, Streßfrakturen, Knochenprellungen, Gelenkverletzungen und -entzündungen ließ sich drastisch verkürzen. Auch Muskelverletzungen, Arthritis und viele andere Störungen ließen sich positiv beeinflussen. Allerdings sollten nur Fachleute diese Therapie mit pulsierenden elektromagnetischen Feldern durchführen; die Heilwirkung kann sich ins Gegenteil verkehren, wenn die falschen Geräte benutzt werden. Für den Hausgebrauch sind ruhende Magnete wesentlich sicherer: Legen Sie einfach die Nordpolseite auf den verletzten oder schmerzenden Körperteil auf.

Im Whirlpool oder heißen Bad wird der Blutkreislauf in den Muskeln angeregt, so daß sie sich entspannen. Und nicht zuletzt lassen sich mentale Techniken zur Entspannung und Heilung einsetzen; sie können die Heilung beschleunigen, Verletzungen vorbeugen und die sportliche Leistung verbessern. Unser Geist ist das Mächtigste, was wir besitzen, aber meist nutzen wir nur einen Bruchteil seiner potentiellen Kräfte. Schon seit langer Zeit kennt man die Methode, sich verschiedene Bewegungsabläufe vorzustellen, d. h. sie zu visualisieren, was einem hilft, bestimmte Aufgaben zu meistern. Diese Konzentrationstechnik wurde ins Sporttraining übernommen. In Untersuchungen konnte nachgewiesen werden, daß sich die Leistung von Sportlern in bezug auf Schnelligkeit, Präzision und Wiederholung der Bewegungen bemerkenswert verbessert und weniger Verletzungen vorkommen, wenn sie sich zuvor in ihrer Phantasie – vor dem geistigen Auge – vorstellen, wie sie eine Aufgabe oder Bewegung perfekt ausführen.

Dieses mentale Konzept haben wir auf den Vorgang der Heilung übertragen. Der erste Schritt besteht darin, sich den schmerzenden oder verletzten Körperteil bildhaft vorzustellen. Dazu ist einige Kenntnis der inneren Anatomie nötig; vielleicht müssen Sie in einem anatomischen Lehrbuch nachschlagen. Wenn Sie sich ins Bewußtsein rufen, wie Ihre innere Verletzung beschaffen ist, können Sie Ihren Geist aufrufen, Schicht um Schicht (bis hinunter zur Zellebene) die notwendigen Heilprozesse in Gang zu setzen.

Diese Übung sollte drei- bis viermal täglich jeweils 5 Minuten lang durchgeführt werden. Dabei ist wichtig, daß Sie nicht versuchen, geistig die Heilung zu »erzwingen«. Versuchen Sie, während der Übung locker und ganz entspannt zu bleiben. Wiederholen Sie diesen Prozeß der Selbsttherapie so lange, bis Sie geheilt sind.

Bewegung und Erholung für Nichtsportler

Alle, die nicht regelmäßig Sport treiben, finden hier zahlreiche gute Ratschläge für Gelegenheiten, wenn sie doch draußen aktiv werden, vor allem im Sommer.

Am Strand

Vielleicht gehört es im Urlaub zu Ihren Lieblingsbeschäftigungen, am Strand entlangzulaufen. Es macht möglicherweise fit, bestimmt aber Spaß, bei strahlender Sonne durch den Sand zu joggen; auf Ihre Füße, aber auch auf die Beine, das Kreuz, die Hüften und die Knie kann es jedoch *verheerende* Auswirkungen haben. Im Sand, vor allem im tiefen, lockeren Sand rutscht der Fuß in alle Richtungen. Wenn Sie im Sand rennen, können sich Ihre Füße nach innen und außen verdrehen oder sogar umknicken, so daß Sie sich das ganze Bein, womöglich auch noch die Kreuzgegend verrenken. In anderen Worten: Sie fordern eine Verletzung geradezu heraus.

Nehmen wir an, Sie laufen auf dem nassen Sand an der Wasserlinie. Ihr Fuß verdreht sich nicht, weil er auf festerem Untergrund aufkommt. Doch wenn Sie an der Wasserlinie entlanglaufen, laufen Sie auf einer Schräge. Ein Bein muß sich bewegen, als sei es kürzer als das andere, weil auf der einen Seite das Bein und das Becken angehoben werden. Auch wenn Sie in die andere Richtung zurücklaufen, laufen Sie immer noch mit einem

»verkürzten« Bein. Wieder fordern Sie Verletzungen und Schmerzen im unteren Wirbelbereich, den Knien, den Hüften und dem Becken heraus. Das Sprinten am Strand ist also nicht die beste Art der Bewegung, außer Sie finden den idealen Strand dafür, mit flachem, nassem Sand. Schwimmen dagegen ist ein wunderbares Training für Beine und Füße. Falls Sie nicht schwimmen können, ist das Gehen im hüfttiefen Wasser und das Springen in den hereinbrechenden Wellen ausgezeichnet zur Kräftigung und Festigung der Muskeln in Ihren Beinen; auch bringt das den ganzen Körper in Schwung. Ideal wäre es, wenn Sie 20 Minuten ohne Unterbrechung schwimmen oder springen könnten.

Zwar achten die meisten Sonnenanbeter sorgfältig darauf, am Strand den Oberkörper und die Beine mit einem Sonnenschutzmittel einzucremen, aber die armen Füße werden oft vergessen. Es ist wichtig, den Fußrücken *und* die Fußsohle zu schützen, vor allem, wenn Sie auf dem Bauch in der Sonne liegen. Und wenn Sie an der Wasserlinie auf- und abgehen, sollten Sie bedenken, daß das Wasser viel Licht an die Unterschenkel reflektiert. Sorgen Sie für ausreichenden Schutz. Und cremen Sie sich nach dem Schwimmen immer wieder ein.

Das Barfußlaufen am Strand macht Spaß, doch ein Splitter, eine Glasscherbe oder eine scharfkantige Muschelschale im Fuß kann diesem Spaß ein jähes Ende setzen. Beim Schlendern am Strand können Sandalen Ihre Füße vor einer plötzlichen, schmerzhaften Überraschung schützen. Sandalen oder Strandschlappen schützen auch vor heißem Sand, der die Fußsohlen im Nu versengen kann. Wenn Sie aufs Barfußlaufen im Sand nicht verzichten wollen, sollten Sie wenigstens immer auf den Boden achten, um Ihrer Füße willen! Dann können Sie möglichen Gefahren aus dem Weg gehen – scharfen oder rostigen Gegenständen oder tiefen Löchern. Und wenn Sie im Sand laufen wollen, mit oder ohne Sandalen, dann tun Sie es langsam und entspannt. Überanstrengen Sie sich nicht in der Hitze, und trinken Sie viel, damit Sie nicht austrocknen.

Wenn Sie nach Hause kommen, sollten Sie Ihren Füßen und Beinen Feuchtigkeit spenden. Die Sonne trocknet die Haut stark aus, läßt das Elastin der Haut buchstäblich verschmoren. Wenn Sie die Haut an Ihren Füßen und Beinen jetzt nicht einölen, wird sie ein wenig von ihrer Elastizität einbüßen, die Sie vor Schnitten, Prellungen und anderen Verletzungen schützt.

Wandern

Bei schönem Wetter ebenfalls sehr beliebt ist das Wandern in der Natur. Das klingt harmlos genug. Doch für den Stadtmenschen lauern auf dem Boden alle Arten von unerwarteten Gefahren für Füße und Beine. Erstens: Machen Sie die Augen auf, wenn's über Stock und Stein geht! Stöcke und Steine unter den Füßen können Ihnen die Knochen brechen, wenn Sie nur Augen für die Wolken haben. Passen Sie auf, wohin Sie treten.

Zweitens: Tragen Sie geeignete Kleidung. Verzichten Sie am besten auf Shorts, denn überall wachsen Pflanzen, die Reizstoffe enthalten, wie z. B. Brennesseln. Es ist auch ratsam, sich mit den einheimischen Giftpflanzen vertraut zu machen, damit Sie einen Bogen darum machen können. Tragen Sie gute, dicke Baumwollsocken und entweder Sportschuhe oder Wanderschuhe. Falls Sie eine längere Tour unternehmen, pudern Sie Ihre Füße sorgfältig ein und nehmen ein zweites Paar Socken mit, damit der Puder (und Ihre Füße) trocken bleiben. Warmer Schweiß ist der beste Nährboden für Fußpilz.

Falls Sie an einem plätschernden Bach oder stillen See Rast machen, vergessen Sie nicht, Ihre Füße mit Sonnenschutzmittel einzucremen, sobald Sie Ihre Schuhe ausziehen, genau wie am Strand. Und wenn Sie sich ins Wasser stürzen wollen, halten Sie sich beim Barfußlaufen und abschließenden Eincremen an das oben Gesagte. Vielleicht ist im See Vorsicht anzuraten: Tragen Sie Ihre Badeschlappen, damit Sie sich nicht die Füße an Gegenständen schneiden, die möglicherweise auf dem Grund des Sees dahinmodern.

Golf

Spielen Sie im Sommer Golf? Wenn Sie das erste Mal in der Saison über den Platz laufen, tun Sie's nicht mit tierischem Ernst. Gewöhnen Sie sich langsam ans Spielen, auch wenn das bedeutet, daß Sie am ersten Tag *keine* achtzehn Löcher schaffen.

Gehen Sie entspannt ans Golfspiel heran, dann sind auch Ihre Füße und Beine weniger angespannt, was an sich schon die Belastung und Verletzungsgefahr verringert. Machen Sie zum Aufwärmen ein paar Dehnübungen. Falls Sie aber vorhaben, sich über den Platz fahren zu lassen, sollten Sie versuchen, auch etwas zu laufen, denn sonst ist der Trainingswert des Nachmittags gleich Null.

Tennis und andere aktive Sportarten

Wenn Sie im Sommer Tennis, einen anderen Sport mit einem Schläger oder Volleyball spielen, kommt es darauf an, daß Sie sich vor dem Spiel erst einmal aufwärmen. Bei diesen aktiveren Sportarten sollten Sie auch unsere an Sportler gerichteten Tips beachten, wie Sie Verletzungen vorbeugen und, falls sie doch vorkommen, behandeln können. Sollten Sie in der prallen Sonne spielen, trinken Sie viel, damit Sie nicht an Flüssigkeitsmangel leiden. Wasser ist das beste Getränk – je kälter, desto besser. Falls Sie vorhaben, länger zu spielen, nehmen Sie ein zweites Paar Socken und vielleicht sogar auch Ersatzschuhe mit, um Pilzinfektionen, die sich gern im feuchten, warmen, schweißigen Milieu entwickeln, das Wasser abzugraben.

Reiten

Vor allem, wenn Sie sich nur selten auf den Rücken eines Pferds schwingen, ist richtiges Schuhwerk unerläßlich – mit *Absätzen*, damit Ihre Füße nicht aus den Steigbügeln rutschen. Auch sollten Sie bei Ihren Schuhen oder Stiefeln dafür sorgen, daß Stöße abgefangen werden, da Sie sich beim Reiten sonst Prellungen an den Füßen zuziehen könnten. Einlegesohlen aus federndem Material wie Schaumgummi sind dazu geeignet. Ein solcher Schutz polstert die Fußsohle gegen den Ballendruck beim Reiten und beugt Beschwerden an Knöcheln und Knien wie auch Hüftverletzungen vor.

Gehen als Bewegungstraining

Erst in letzter Zeit wurde erkannt, welch ausgezeichnete Form der Bewegung für jeden Menschen das schlichte Gehen ist, wenn man es richtig macht. Für alle, die sich eine aktivere Form von Sport wie Joggen, Schwimmen oder Radfahren einfach nicht vorstellen können, kann ein gutes Gehtraining buchstäblich lebensrettend werden. Es sei jedoch klargestellt, daß wir hier wirklich von einem Geh*training* sprechen, nicht von bloßem Herumschlendern, wie es die meisten von uns täglich tun. Um die Kondition unseres Herzens und Kreislaufs zu verbessern, die Muskeln zu kräftigen und allgemein dem ganzen Körper seine optimale Funktionsfähigkeit zu erhalten, müssen Sie das Gehtraining systematisch und gewissenhaft durchführen. Und zwar jeden Tag: Als Konditionstraining ist es weniger effektiv als beispielsweise das vorher beschriebene Cross-Training, bei dem zwei bis drei Trainingstage in der Woche genügen. Wenn Sie bereits älter oder nicht in Form sind, dürfen Sie jedoch nach jeweils drei bis vier Tagen Gehtraining einen Tag pausieren, an dem sich Ihr Körper ausruhen kann.

Aufbau eines Gehtrainings

Wie bei jeder anderen Sportart beginnen Sie mit Ihrem Gehtraining langsam und steigern es allmählich und systematisch. Am Anfang gehen Sie vielleicht nur 10 Minuten täglich, bis Sie schließlich, wenn Sie in Form sind, eine Gehdauer von einer halben bis zu einer ganzen Stunde erreichen.

Eine große Hilfe beim Aufbau eines Gehtrainings ist ein Notizbuch, in dem Sie Ihre Fortschritte festhalten. Wie bei anderen aeroben Sportarten läßt sich der Fortschritt an der Pulsfrequenz ablesen. Erst einmal stellen Sie Ihre optimale Pulsfrequenz beim Training fest: Ziehen Sie von der Zahl 220 Ihr Alter ab und multiplizieren Sie das Ergebnis mit 60–75 Prozent. Die so erhaltene Pulsfrequenz ist das Trainingsziel für Ihr Gehtraining. Als

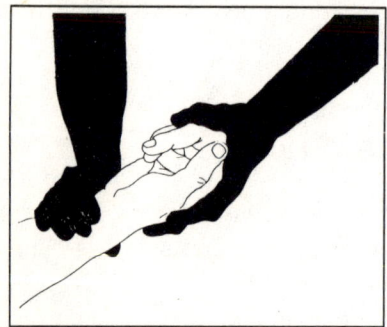

nächstes bestimmen Sie Ihren Ruhepuls beim Sitzen. Am besten fühlen Sie den Puls am Handgelenk oder an einer Schläfe. Am Handgelenk legen Sie alle Fingerkuppen außer dem Daumen an. Der Daumen hat selbst eine Arterie mit einem so starken Puls, daß er Ihre Messung stören könnte. Legen Sie die Fingerspitzen auf eine der beiden Furchen, die Sie auf der Unterseite des Handgelenks im Randbereich des Arms finden (siehe Abbildung). Entweder zählen Sie Ihren Puls 1 Minute lang, oder Sie zählen nur 10 Sekunden und nehmen das Ergebnis mal sechs, um die Pulsfrequenz pro Minute zu erhalten.

Tasten Sie nach Ihrem Puls nie am Hals (an der Halsschlagader): Außer bei äußerst geringem Druck können Sie damit Ihren Puls verlangsamen, weil Sie durch Ihre Berührung den Karotissinusreflex auslösen, der direkt aufs Herz einwirkt.

Notieren Sie Ihren Ruhepuls in Ihrem Notizbuch. Beim Gehen machen Sie alle 5–10 Minuten halt und überprüfen wieder Ihren Puls. Das verschafft Ihnen eine Vorstellung davon, welche Wirkung das Gehtraining auf Ihr Herz und Ihren Kreislauf hat und wie nahe Sie Ihrem gesteckten Ziel kommen. Wenn Sie wieder nach Hause kommen, schreiben Sie sich die höchste Pulsfrequenz, die Sie beim Training erreicht haben, in Ihr Notizbuch.

Beim Gehtraining ist es wichtig, nicht nur die *Gehausdauer* systematisch zu steigern, sondern auch die *Gehgeschwindigkeit*. Aus welchem Grund? Wenn Sie länger trainieren, wird Ihre Pulsfrequenz eher abnehmen. Um Ihr Ziel zu erreichen, müssen Sie sich also anstrengen und Ihrem Herzen und Kreislauf mehr abverlangen. Ältere Menschen oder Personen mit körperlichen Beschwerden sind dazu vielleicht nicht in der Lage; in diesem Fall schaffen Sie einen Ausgleich, indem Sie Ihre Gehdauer stark verlängern, vielleicht auf 1–2 Stunden täglich. Je länger (und rascher) Sie gehen, desto wirkungsvoller stärken Sie Ihre Kondition.

Steigern Sie Ihre Gehausdauer und -geschwindigkeit langsam zu einem intensiven Gehtraining. Wenn Sie an Ihrer Gehausdauer arbeiten, verlängern Sie Ihr Gehtraining alle zwei Wochen um etwa 10 Prozent: Wenn Sie also anfangs 20–30 Minuten laufen, fügen Sie nach zwei Wochen 2–3 Minuten hinzu usw. Wenn Sie an der zurückgelegten Strecke arbeiten, verlängern Sie diese ebenfalls etwa um 10 Prozent alle zwei Wochen. Auf diese Weise können sich die Knochen und Muskeln gefahrlos der stärkeren Beanspruchung anpassen, und auch das Herz gewöhnt sich an den Streß, dem es plötzlich ausgesetzt wird. Vergessen Sie nicht die regelmäßigen Eintragungen ins Notizbuch!

Die Vorbereitung

Erst einmal ist die Frage wichtig: Was sollen Sie tragen? Sie sollten bequeme, gutsitzende Schuhe tragen, die Ihre Füße polstern und schützen – ideal sind Joggingschuhe, da sie für dieselbe einseitig nach vorn gerichtete Bewegung gemacht sind, wie sie auch beim Gehen stattfindet. Zweitens ist fast genauso wichtig, was Sie *nicht* tragen. Tragen Sie nichts mit sich herum, nach Möglichkeit nicht einmal einen Geldbeutel. Jedes Gewicht kann Ihre Haltung aus dem Gleichgewicht bringen und Ihren Gang behindern. Versuchen Sie, Kleidung zu finden, bei der sich die Hitze nicht staut, sondern so rasch wie möglich nach außen abgegeben wird, damit Sie sich wohl fühlen. Unterwäsche aus Baumwolle ist so gut geeignet, weil sie die Körperfeuchtigkeit aufsaugt und verdunsten läßt. Jogging-Bekleidung eignet sich auch fürs Gehtraining, sofern sie aus Material besteht, das den Schweiß aufnimmt und ableitet. Während der kalten Jahreszeit sollten Sie Wollsachen darüberziehen, die »atmen« und Sie schön warmhalten, während die Wäsche, die mit Ihrer Haut in Berührung kommt, aus Baumwolle oder Polypropylen bestehen sollte. Und tragen Sie auch etwas, was Kopf und Gesicht wärmt, sowie Handschuhe oder Fäustlinge.

Am besten gehen Sie mit einigermaßen leerem Magen; versuchen Sie, zwei bis drei Stunden vorher nichts mehr zu essen, damit Ihr Körper nicht mit Verdauungstätigkeiten belastet ist und gleichzeitig gehen muß. Mit Flüssigkeit sollten Sie beim Start dagegen ausreichend versorgt sein: Trinken Sie stündlich ein Viertelliterglas Wasser, bevor Sie sich auf den Weg machen. Dann überhitzt sich Ihr Körper beim Gehen nicht so schnell.

Wie vor jedem anderen sportlichen Training müssen Sie unbedingt warm werden. Der erste Schritt dazu ist Entspannung von Körper *und* Geist, mindestens 5–10 Minuten lang. Versuchen Sie, alle Anspannungen und Ängste loszulassen. Dies ist die Voraussetzung für ein Lockerwerden der Muskeln.

Sind Sie entspannt, können Sie 5- bis 10minütige Aufwärmübungen anschließen. Entweder gehen Sie drinnen einfach so lange herum, bis Sie spüren, daß Ihr Kreislauf einen Gang höherschaltet, oder Sie machen die Übung in sechs Schritten nach Robins, die in diesem Kapitel bereits beschrieben wurde (siehe Seite 91). Dann lockern Sie sich und bewegen sämtliche Gelenke vom Hals abwärts: die Schultern, die Ellbogen, die Handgelenke, die Finger, die Hüften, die Knie.

Wenn Sie ganz unten angelangt sind, beschäftigen Sie sich mindestens eine Minute lang mit jedem Fuß, massieren und kneten ihn und biegen jedes Gelenk mit der Hand. Damit bereiten Sie Ihre Füße auf die Last und Erschütterung eines ausgiebigen Marschs vor. Weil sie dann besser auf Streß reagieren können, geben Sie ihnen so den besten Schutz vor Verletzungen mit.

Planen Sie Ihre Route, bevor Sie losgehen: Legen Sie fest, wohin Sie gehen werden, und überlegen Sie, über welches Terrain Sie das führen wird. Meiden Sie Holperstrecken oder aufgerissene Straßen. Sie wollen sich doch aufs Gehen konzentrieren, nicht auf die Schlaglöcher!

Guter Gehstil

Endlich sind Sie in Gang gekommen. Das erste, worauf Sie nun achten müssen, ist eine gute Haltung, die einen wesentlichen Teil Ihres Gehtrainings ausmacht. Gehen Sie aufrecht, mit erhobenem Kopf; nehmen Sie die Schultern zurück, drücken Sie Ihre Brust heraus und ziehen den Bauch ein. Versuchen Sie, nicht in sich zusammenzusacken; lassen Sie die Schultern nicht hängen und machen Sie keinen Buckel. Untersuchen Sie nicht ständig den Boden vor Ihren Füßen; wenn Sie geradeaus schauen, sehen Sie genug vom Boden ein paar Schritte weiter vorn. Bei jeder Drehung des Kopfes nehmen Sie den ganzen Körper mit. Das Gehen mit geradem Rücken, »langem« Rückgrat und erhobenem Kopf ist gleichzeitig ein gutes Stretching für Ihre Wirbelsäule; der Druck auf die Wirbel, Beine und Füße verringert sich.

Gehen Sie in einem regelmäßigen Rhythmus, und beginnen Sie mit der Geschwindigkeit, die für Sie am bequemsten ist. Wenn Sie anfangs etwas langsamer gehen, hilft das Ihrem Körper beim Aufwärmen. Nach 5–10 Minuten können Sie sich allmählich auf die Geschwindigkeit steigern, die Sie sich vorgenommen haben. Machen Sie keine großen, langen Schritte, bei denen Sie schneller das Gleichgewicht verlieren und stolpern können. Statt dessen steigern Sie Ihren Schrittrhythmus und machen mehr Schritte: Das bringt Ihr Herz in Schwung.

In der Anfangsphase, während Sie noch auf die Geschwindigkeit hinarbeiten, die Sie gern eine Weile durchhalten möchten, sind Sie wahrscheinlich voller Energie. Wenn Ihnen die Puste ausgeht oder wenn Sie ermüden, nehmen Sie sich die Freiheit und schlagen ein langsameres, bequemeres Tempo ein. Dann können Sie wieder freier durchatmen; das Gewebe erholt sich, weil es besser mit frischem Blut versorgt wird, das die Stoffwechselschlacken wegspült und den Energiefluß verstärkt. Sobald Sie sich kräftiger fühlen und Atem geschöpft haben, können Sie wieder schneller werden. Achten Sie immer darauf, wie Sie sich fühlen, und passen Sie Ihre Geschwindigkeit entsprechend an; dann werden Sie sogar schneller in Form kommen. Wenn Sie einmal fit sind, können Sie längere Strecken schnell gehen. Ihr Notizbuch hilft Ihnen, Ihre Fortschritte zu verfolgen.

Beim Gehen lassen Sie die Arme in ihrer natürlichen Bewegung vor- und zurückschwingen. Nicht zu angespannt, nicht zu locker, lautet die Devise: Ballen Sie zum Beispiel nie die Hand zur Faust; lassen Sie sie aber auch nicht schlaff herunterhängen. Halten Sie die Finger leicht zusammen und lassen Sie den Daumen auf dem Zeigefinger ruhen. Wenn Ihre Arme wie beschrieben schwingen, sind auch Ihre Schultern entspannt.

Jetzt zur unteren Körperhälfte: Die Beine sollten von den Hüften ab nach vorn schwingen; die Fersen setzen vor den Fußballen auf, und zwar leicht mit der Außenkante des Fußes. Wenn Sie merken, daß Sie auf- und abhüpfen und eher auf den Zehen gehen, müssen wahrscheinlich Ihre hinteren Beinmuskeln gedehnt werden. Aber das tun Sie lieber *nachher*, nicht vor oder während Ihres Gehtrainings.

Ihre Atmung ist wichtig für Ihren Gang. Am besten ist die Bauchatmung: Atmen Sie durch die Nase ein und durch den Mund aus. Atmen Sie in langen, tiefen Zügen, die die oberen und unteren Teile der Lunge ganz ausfüllen. Bei dieser Art von Atmung wölbt sich der Bauch auf natürliche Weise nach vorn, wenn Sie einatmen, daher die Bezeichnung »Bauchatmung«. Auch beim Ausatmen können Sie beobachten, wie sich Ihr Bauch ein bißchen dehnt. Wenn Sie auf diese Weise atmen, erhält Ihr Körper rasch ein Maximum an Sauerstoff, was Ihre Kraft und Ausdauer beim Training steigert.

Wenn Ihnen der Atem knapp wird und Sie das Gefühl haben, Sie müßten ein bißchen rascher atmen, dann tun Sie es. Sollten Sie so außer Atem kommen, daß Sie stehenbleiben müssen, kämpfen Sie nicht dagegen an. Bleiben Sie stehen. Holen Sie ein paarmal tief Atem, um Ihr Körpergewebe aufs neue mit Sauerstoff zu versorgen. Dann gehen Sie wieder weiter. Besonders wichtig ist dies für Personen mit einer Lungen- oder Herzerkrankung. (Auf den nächsten Seiten werden wir detailliertere Empfehlungen für Herzkranke geben.)

Was ist zu tun, wenn Sie beim Gehen einen Krampf in den Beinen bekommen? Bleiben Sie stehen. Massieren Sie den Muskel und warten Sie, bis sich der Krampf löst. Dann gehen Sie weiter. Sobald Sie spüren, daß der nächste Krampf naht, bleiben Sie wieder stehen. Krämpfe können durch die Stoffwechselschlacken ausgelöst werden, die sich in den Muskeln ansammeln, wenn nicht genug Sauerstoff und Blut vorhanden sind, um sie wegzuspülen. Massieren Sie die schmerzhaften Stellen; auf diese Weise entkrampfen Sie den Muskel wenigstens teilweise und regen den Kreislauf an. Damit wiederum fördern Sie die Beseitigung der Stoffwechselschlacken, so daß die Zellen wieder neue Energie erhalten und Sie schmerzfrei weitergehen können. Bei regelmäßigem Gehtraining sollten solche Krampfanfälle verschwinden.

Nach dem Gehtraining

Nachdem Sie Ihr tägliches Training absolviert haben, ist es vor allem wichtig, die vorderen Beinmuskeln zu dehnen, da sie durchs Gehen sogar geschwächt werden können. Jetzt ist der Moment für die Handtuchübung und die Übungen an der Wand gekommen, die in diesem Kapitel bereits beschrieben wurden (siehe Seite 92 f.). Damit entspannen Sie Ihre *hinteren* Beinmuskeln, bevor Sie beginnen, die vorderen Muskeln zu kräftigen. Dann setzen Sie sich auf einen stabilen Tisch und lassen die Füße baumeln. Heben Sie langsam einen Fuß, bis Ihr Bein völlig gestreckt ist. Körper und Bein bilden ein L, Ihr Rücken ist ganz gerade. Halten Sie diese Position 10 Sekunden lang und senken Sie dann den Fuß wieder, bis das Knie abgewinkelt ist. Wiederholen Sie die Übung zehn- bis zwanzigmal pro Bein; steigern Sie sich in dem Maße, wie sich Ihre Kondition verbessert. (Sie können auch ein Gewicht um den Knöchel befestigen, fertig gekauft oder selbst gemacht, doch bei täglichem Gehtraining ist das nicht unbedingt nötig.)

Nach dem Gehen müssen Sie Ihrem Körper unbedingt wieder Flüssigkeit zuführen: Trinken Sie reichlich. Falls Sie es nicht tun, fühlen Sie sich eventuell sehr schwach und schieben das aufs Training, während in Wirklichkeit ein Flüssigkeitsmangel daran schuld ist. Nachdem Ihr Puls wieder auf den normalen Ruhewert gesunken ist, wollen Sie vielleicht auch eine leichte Mahlzeit zu sich nehmen.

Die Vorzüge eines Gehtrainings

Wenn Sie ein solches Gehtraining bewußt und konsequent durchführen, kräftigen Sie nicht nur Ihre gesamte Muskulatur. Sie verbrennen auch überschüssiges Fett und verlieren Ihr Übergewicht, fördern Ihren Gleichgewichtssinn, gewinnen Ausdauer, Kraft und Durchhaltevermögen, steigern Ihre Herz- und Gefäßleistung, weil Sie den Kreislauf insgesamt fördern, und werden nicht zuletzt auch besser in der Lage sein, sich psychisch zu entspannen – der zusätzliche Sauerstoff im Gehirn regt den Ausstoß von Serotonin und Endorphin an, morphiumartiger Substanzen, die einen Zustand der Entspannung oder sogar der Euphorie hervorrufen.

Nach einem Jahr aeroben Gehtrainings, bei dem Sie Ihren Puls auf Trab bringen und Ihrem Körper ein Mehr an Sauerstoff zukommen lassen, sollten Sie spürbare Veränderungen feststellen: in Ihrem Herz-Kreislauf-System, in Ihrer allgemeinen Agilität und Ihrem Muskeltonus sowie in Ihren Reflexreaktionen. Sie werden mehr Ausdauer, Kraft und Durchhaltevermögen besitzen. Gehtraining ist eine der besten Möglichkeiten, die es gibt, um den Alterungsprozeß zu verlangsamen und gleichzeitig den Füßen und Beinen ausgesprochen Gutes zu tun. Es ist ein wichtiger Schritt auf dem Weg zur Gesundheit.

Was alle interessieren wird, die abnehmen wollen: Neueren Untersuchungen zufolge werden Sie, wenn Sie bei 70–75 Prozent Ihrer maximalen Pulsfrequenz trainieren, genug Sauerstoff aufnehmen, um Fett rascher als jeden anderen verfügbaren Brennstoff zu verbrennen. (Wie Sie diese Zahl errechnen, können Sie im Abschnitt »Ein Gehtraining aufbauen« nachlesen.) Ihr Körper wird sehr rasch sein eigenes Fett als Brennstoff heranziehen und etwa 70 Prozent der beim Training benötigten Energie daraus bestreiten. Wenn Sie sich über die Grenze von 70–75 Prozent Ihrer maximalen Pulsfrequenz hinaus steigern, wird Ihr Körper das in Muskulatur und Gewebe eingelagerte Glykogen (Stärke) angreifen und ebenfalls zu verbrennen beginnen. Es ist sehr schwierig, für den einzelnen die spezifische, für die Fettverbrennung günstigste Sauerstoffmenge zu errechnen, und wir wollen hier nicht weiter ins Detail gehen; doch wenn Sie mit Hilfe dieses (oder eines anderen) Trainingsprogramms abnehmen möchten, sollten Sie sich zum Ziel setzen, bei 70–75 Prozent Ihrer maximalen Pulsfrequenz zu trainieren.

Hinweis für Herzkranke und Arthritiker

Falls Sie an einer Herzerkrankung leiden, sollten Sie sich von Ihrem Arzt oder Kardiologen gründlich untersuchen und beraten lassen, ob ein Gehtraining für Sie geeignet ist. Zwar wird Herzkranken Gehen als Form körperlicher Bewegung häufig vom Arzt empfohlen, doch vielleicht sind manche Menschen, zum Beispiel Arthritiker, gut beraten, wenn sie keine Bewegungsform wählen, bei der die Schwerkraft zur Belastung beiträgt. Diese Personen könnten jedoch ihr Gehtraining möglicherweise ins Schwimmbad verlegen, wo sich die Belastung durch die Schwerkraft kaum noch auswirkt. Das Wasser verringert das Körpergewicht, doch der Wasserwiderstand stellt eine aerobe Herausforderung für Herz und Kreislauf dar.

Sollten Sie an einem Gehtraining im Schwimmbad teilnehmen, vergessen Sie das Aufwärmen nicht. Sie können das im Schwimmbecken tun: Halten Sie sich an der Seite fest, heben Sie Ihre Füße und machen leichte Dehnungsbewegungen, die die Muskeln lockern. Dann gehen Sie im seichten Teil des Beckens herum.

Wer einen Herzinfarkt erlitten hat und vom Arzt die Erlaubnis bekommt, ein Gehtraining im Freien zu machen, sollte bei kaltem Wetter sein Gesicht mit einem Schal oder einer Maske abdecken. Außerdem ist es ratsam, für einen Angina-pectoris-Anfall ein Fläschchen Glyzeroltrinitrat bei sich zu tragen. Verwahren Sie Ihr Medikament so, daß Sie *rasch* Zugriff dazu haben.

Andere besondere Situationen

Wenn Sie Ihr Gehtraining normalerweise auf Meeresspiegelhöhe oder noch tiefer durchführen und zum Urlaub in die Berge fahren, machen Sie sich auf Abstriche an Schnelligkeit und Dauer gefaßt. Weil in größeren Höhen die Luft weniger Sauerstoff enthält, wird sich Ihre Herzfrequenz vielleicht ändern, einfach weil Sie härter arbeiten müssen. Ihr Herz muß mehr leisten, um mehr Blut durch den Körper zu pumpen, weil darin weniger Sauerstoff transportiert wird. Das Herz muß das Blut auch rascher durch den Kreislauf befördern, damit es dieselbe Wirkung wie sonst erzielt und den Muskeln dieselbe Menge Sauerstoff zur Verfügung stellt wie in tieferen Höhenlagen. Sie brauchen daher nicht überrascht zu sein, wenn Sie Ihre Normalgeschwindigkeit und Trainingsdauer in den Bergen nicht durchhalten können. Steigern Sie sich langsam auf eine Geschwindigkeit und Strecke, die Sie für vernünftig halten.

Wie wir bereits besprochen haben, ist das Gehen am Strand aus verschiedenen Gründen kaum zu empfehlen. Auch vom Gehen auf einer Bahn ist abzuraten, weil das Gehen im Kreis die Knie schädigt. Allerdings sollten Sie sich Ihre eigene »Bahn« zurechtlegen, die frei von Hindernissen ist, weil dadurch die Anforderungen abschätzbar werden und Sie Ihr Gehtraining leichter täglich durchführen können.

Wenn Ihnen das Winterwetter zu sehr zu schaffen macht oder wenn Sie an einer Herzerkrankung leiden, bei der sich Bewegung in der Kälte verbietet, versuchen Sie, in einem Gebäude zu gehen. Vor allem, wenn Sie einen langen Flur haben, in dem Sie Ihre »Runden« ziehen können, läßt sich fast dieselbe Wirkung erzielen wie beim Gehtraining im Freien. Führen Sie auch hier Ihr Notizbuch weiter, und erhöhen Sie regelmäßig Ihre Geschwindigkeit und Gehstrecke. Wenn Sie keinen langen Flur haben, können Sie in Schlangenlinien durch Ihr Haus laufen, setzen fest, was eine »Runde« ist, und arbeiten ebenfalls an Ihrer Geschwindigkeit und Gehstrecke.

Treppensteigen kann nützlich sein, wenn Sie Ihre Kondition steigern wollen. Doch sollten Sie bedenken, daß diese Bewegungsform das Gleichgewicht der Muskeln stören kann, weil dabei die hinteren Beinmuskeln gefestigt, die vorderen aber geschwächt werden. Daher müssen Sie mit Gymnastik und Stretching einen Ausgleich schaffen, die hinteren Beinmuskeln dehnen und die vorderen kräftigen. Auch belastet der zusätzliche, durch die Stufenhöhe bedingte Druck die Knie, Hüften und die Kreuzgegend. Falls an einer dieser Stellen Ihre Schwachpunkte liegen, sollten Sie bei Ihrem Gehtraining Treppen besser meiden. Wollen Sie dennoch Treppen steigen, wärmen Sie sich vorher gründlich auf.

Dieselben Einschränkungen gelten in noch stärkerem Maße, wenn Sie bergauf gehen. Wärmen Sie sich gut auf und bedenken Sie, daß das Gehen auf einer Schräge einen anderen Stil erfordert. Beim Aufwärtsgehen sollten Sie sich vorbeugen, abwärts entspannen Sie sich und machen kleinere Schritte als beim Gehen in der Ebene. Lassen Sie Ihre Arme weiter schwingen als sonst, das hilft beim Bergaufgehen, und bergab können Sie sich leichter entspannen. Auch werden Ihre Beine dadurch etwas entlastet, die härter arbeiten und gegen die Schwerkraft ankämpfen müssen.

7

Der richtige Schuh

Achtung beim Schuhkauf

Das Thema Schuhe ist umfassend. Die erste Regel lautet einfach: Wenn die Schuhe passen, tragen Sie sie. Aber was »passen« genau zu bedeuten hat, ist nicht so einfach, wie wir sehen werden.

Wann paßt der Schuh?

Überlegen Sie erst einmal, welche Art von Schuhen Sie wirklich brauchen – wo Sie sie tragen werden und welche Tätigkeit Sie darin ausüben. Es lohnt sich nicht, einen modischen Schuh für lange Wanderungen zu kaufen, noch ist es angebracht, Wanderschuhe für Gelegenheiten zu kaufen, bei denen Sie gut angezogen sein wollen. Schuhe, in denen Sie sehr wenig laufen werden, können Sie ruhig nach ästhetischen und modischen Gesichtspunkten auswählen und die Bequemlichkeit hintanstellen. An modischen Schuhen ist nichts auszusetzen, solange Sie nicht vorhaben, viel damit zu gehen. Fragen Sie sich erst, welcher Schuh zum gegebenen Anlaß paßt, dann suchen Sie den Schuh, der Ihren Füßen paßt.

Als erstes sollten Sie dabei folgende Faustregel beachten: Zwischen Ihrem längsten Zeh und der Schuhspitze sollte mindestens ein Daumennagel Spielraum bleiben. Dann haben die Zehen genug Platz, was das Risiko einer Reizung der Zehennägel oder Zehen aufgrund zu kurzer Schuhe verringert. Bedenken Sie immer, daß Ihr Fuß bei jedem Schritt im Schuh 3–6 Millimeter nach vorn rutscht. Haben die Zehen nicht genug Spiel, werden sie gegen die Schuhspitze gepreßt.

Sodann prüfen Sie, ob der Schuh die richtige Weite besitzt. Man mißt die Fußbreite in der Regel in Höhe des Fußballens, vom Fußballengelenk bis zum kleinen Zeh. Ob der Schuh für Ihren Fuß die richtige Weite hat, können Sie am einfachsten so feststellen: Stellen Sie sich hin und streichen Sie mit dem Daumen energisch über das Leder, vom Fußballen quer hinüber zur anderen Seite. Dabei sollte das Leder eine kleine Welle werfen, nicht ganz, aber doch fast so hoch, daß Sie es zwischen Daumen und Zeigefinger fassen können. Mit diesem Test läßt sich gut erkennen, ob die Weite stimmt. Falls der Fußballen oder das Gelenk des kleinen Zehs beim Stehen gegen den Schuh drückt und der Schuh diese Nachgiebigkeit nicht zeigt, ist er zu eng. Zu enge Schuhe können den Fußballen oder den kleinen Zeh reizen; außerdem kann man darin Hühneraugen und Schwielen bekommen. Vergewissern Sie sich also, daß Ihre Schuhe auch die passende Weite haben.

Als nächstes achten Sie darauf, ob der Schuh auch an der Ferse die richtige Weite hat. Die meisten guten Schuhe werden mit Leisten – einem breiteren Leisten vorn und einem schmaleren an der Ferse – angefertigt, wie es dem Bau der meisten Füße entspricht. Bei billigeren Schuhen wird auf diese Kombination zweier Leisten verzichtet, so daß sie von den Fersen rutschen oder aber zwar an den Fersen sitzen, dafür vorn nicht richtig passen. Machen Sie lieber einen Bogen um billige Schuhe: Meist sind sie erst dann bequem, wenn sie schon recht ausgeleiert sind, und ein Schuh, der nicht von Anfang an richtig paßt, ist weder sein Geld noch die Qual des »Einlaufens« wert.

Nun prüfen Sie, ob der Schuh vorn auch hoch genug ist. Die Kappe des Schuhs sollte nicht an hochgewölbten Hammerzehen oder Zehen, die etwas höher stehen, reiben. Reiben die Schuhe, brauchen Sie auf Hühneraugen an den Zehenoberseiten nicht lange zu warten. Lederschuhen sollten Sie den Vorzug geben, doch sollte das Leder so weich sein, daß es sich der Fußbewegung entsprechend biegt und dehnt. Ein Lederschuh, der nicht nachgibt, reizt den Fuß.

Material und Machart

Wird als Obermaterial Leder verarbeitet, kann der Fuß im Schuh atmen, der Schweiß entweichen und der Schuh über Nacht richtig austrocknen. Baumwoll-Segeltuch hat dieselben Vorteile, gibt aber dem Fuß weniger Halt. Was die Innensohle und das Innenfutter angeht, laufen natürliche Materialien allen Kunstprodukten den Rang ab. In synthetischen Materialien können sich die Füße stark aufheizen und große Mengen Schweiß produzieren, was problematisch für die Fußhygiene ist und die Haltbarkeit der Schuhe herabsetzt.

Früher hielt man Ledersohlen aus denselben Gründen, die fürs Obermaterial gelten, für ideal, doch dicke Gummi- oder Synthetiksohlen dämpfen den Aufprall auf den harten Böden, auf denen wir gehen müssen, besser. Sie schonen Ihre Füße wirklich – Leder kann diese Aufgabe nicht erfüllen.

Natürlich kann an Schuhen, in denen Sie vor allem sitzen, eine dünne Ledersohle recht elegant aussehen. Die Sohlen und Absätze von Schuhen lassen sich fast unbegrenzt reparieren, falls Sie achtgeben, wann sie reparaturbedürftig sind; daher können diese Teile des Schuhs lange halten. Weniger einfach zu reparieren ist das Oberteil. Prüfen Sie also *vor* dem Kauf, ob es gut verarbeitet ist.

Der Teil des Obermaterials, das die Ferse umgibt und seitlich bis fast zur Fußmitte verläuft, ist die sogenannte Fersenkappe. Die Kappe besteht für gewöhnlich aus einem steifen Material, heutzutage meist aus Plastik. Suchen Sie nach Schuhen mit fester, steifer Fersenkappe. Die billigeren Fersenkappen aus vernähtem Leder oder billigeren Plastikmaterialien geben nach und brechen leicht. Nicht nur in Ihren normalen Laufschuhen, sondern auch in Ihren »guten« Schuhen brauchen Sie eine gute, feste Fersenkappe, denn der Schuh hält dann nicht nur länger, sondern gibt Ihrem Fuß auch den nötigen Halt. Die meisten guten Laufschuhe und orthopädischen Schuhe haben sehr feste Fersenkappen.

Ein weiterer Bestandteil eines Schuhs ist ein Stahlkern, der entlang der Schuhsohle verläuft, von der Fersenunterseite bis zum Fußballen. Diesen Stahlkern können Sie beim Schuhkauf nicht sehen, daher kaufen Sie am besten Schuhe guter Qualität, weil Sie dann davon ausgehen können, daß der Kern stabil ist und sich nicht leicht verformen wird. Schuhe mit gutem Stahlkern geben Ihren Füßen außerdem besseren Halt.

Die Absätze sollten nie völlig flach sein. Schon Alexander der Große ließ Absätze an die Sandalen seiner Soldaten nageln, weil er entdeckte, daß sie mit Absätzen wesentlich weitere Strecken laufen konnten als ohne. Ein leicht keilförmiger Absatz von etwa 2,5 cm Höhe schützt den Durchschnittsmenschen am besten vor Beschwerden an Beinen, Füßen und in der Kreuzgegend, vor allem, wenn mit dem Schuh viel gelaufen wird.

Frauen tragen oft zu hohe Absätze. Hochhackige Schuhe können sehr schick sein, doch müssen Sie nach dem Tragen mit geeigneten Stretching-Übungen für einen Ausgleich sorgen, sonst können sich die Waden-, Knie- und Gesäßmuskeln verkürzen und möglicherweise Probleme im Kreuzbereich, den Knien und den Knöcheln verursachen. Wenn Sie sich nicht konsequent die Zeit nehmen können, Ihre Füße und Beine nach dem Tragen hochhackiger Schuhe richtig zu dehnen, begnügen Sie sich am besten mit 2,5–4 Zentimeter hohen Absätzen. Damit ersparen Sie sich

viele Schmerzen und vielleicht auch Behandlungskosten. In unserer Kultur sind hohe Absätze für Männer nie in Mode gekommen, doch die kleinen Männer, die mit Hilfe von Absätzen größer erscheinen möchten, werden denselben Schwierigkeiten wie die Trägerinnen hoher Absätze begegnen, falls sie ihre Muskeln zum Ausgleich nicht ausgiebig dehnen.
Zwischen Gummi- und Lederabsätzen besteht nur ein kleiner Unterschied. Ein Gummiabsatz fängt beim Auftreten der Ferse auf den Boden die Erschütterung etwas besser ab – dabei wirkt auf den Körper ein Druck ein, der bis zum 2,4fachen des Körpergewichts betragen kann. Bei einem Schuh, in dem Sie viel gehen, ist ein Gummiabsatz also ein Segen.

Der richtige Schuhtyp

Schuhe, in die Sie nur hineinzuschlüpfen brauchen, eignen sich für Gelegenheiten, bei denen Sie gut angezogen sein möchten; zum Gehen sind wohl Schuhe zum Schnüren oder mit Klettverschluß vorzuziehen, in denen sich der Fuß nicht so stark bewegen kann. Wenn Sie in Ihrem Beruf viel gehen müssen, tragen Sie lieber Schnürschuhe als Slipper.
Stiefel gehören meiner Meinung nach eher zur Ausgehkleidung. Benutzen Sie sie nur begrenzt zum Herumlaufen, weil sie den Füßen keinen sicheren Halt bieten. Der große Bewegungsspielraum, den die Füße darin haben, kann zu Instabilität und Problemen führen, vor allem, wenn an der Fuß- und Beinstatik bereits etwas nicht in Ordnung ist. Wenn Sie Stiefel kaufen, lassen Sie zwischen Zehen und Stiefelspitze einen kleineren Spielraum als den üblichen Daumennagel, damit Ihr Fuß beim Gehen nicht so im Stiefel »schwimmt«. Zuviel Spielraum in Stiefeln führt zwangsweise zu Reibungen und Blasen. Andererseits können Sie sich wie in jedem anderen zu kleinen Schuh Hühneraugen oder eine Reizung des Fußballens zuziehen, falls der Fuß im Stiefel nicht *genug* Spielraum hat. Unsere vorangegangenen Empfehlungen zur Absatzhöhe gelten auch hier: Ideal ist eine Höhe von 2,5–4 Zentimeter. Sollten Sie jene rasanten Stiefel mit 10 cm hohen Absätzen tragen, machen Sie danach bitte unbedingt Dehnübungen.
Wie gesagt, sind Stiefel mehr zum Repräsentieren als zum Laufen gemacht. Sollten Sie sich dennoch den ganzen Tag von Ihren Stiefeln nicht trennen können, werden Sie wohl nur mit heiler Haut davonkommen, wenn Sie

von Beruf Cowboy oder Bauer sind – jemand, der vor allem auf weichem Erdboden geht. In solchen Fällen haben Stiefel ihre Berechtigung und sind wohl sogar bequem, solange sie nicht von Asphaltcowboys auf dem harten Stadtpflaster getragen werden.

Sandalen sind für den Strand gedacht, für die Zeit am Swimmingpool. Sandalen eignen sich nicht wirklich für das Laufen auf harten Straßen. Dasselbe gilt für Mokassins. Ursprünglich wurden sie auf weichen Böden getragen und eignen sich wie Espandrillos als Freizeitbekleidung. Auch beim Camping leisten sie prima Dienste. Aber in der Stadt werden solche Schuhe Ihren Füßen oder Ihrem Körper einfach nicht gerecht. Sie geben ungeheuren Druck und Erschütterungen an Ihre Füße weiter, die dadurch wirklich Verletzungen davontragen können. Heben Sie Ihre Sandalen für den Strand auf und Ihre Mokassins für kleine Spaziergänge im Grünen.

Dasselbe gilt für Ballettschuhe oder »Ballerinas«. Im Moment gilt es gerade als schick, solche Schuhe auf der Straße zu tragen; vielleicht sind sie sogar bequem. Aber Sie tun Ihren Füßen nichts Gutes, wenn Sie solche Schuhe am falschen Ort tragen. Ihre Füße dehnen sich darin mehr in die Breite als üblich, und das kann zwar bequem oder sogar gut für Ihre Füße sein, wenn es zu Hause oder auf weichem Boden geschieht, aber auf harten Böden tut es ihnen *nicht* gut.

Gummischlappen sollten wirklich auf Strand und Schwimmbad beschränkt bleiben und können sogar dort noch Probleme verursachen. Die synthetischen Materialien können die Haut reizen, wenn sie auf den Fußschweiß reagieren. Am Strand können sie im Sand steckenbleiben und Sie verdrehen sich womöglich den Knöchel. Die Riemen zwischen den Zehen können Blasen hervorrufen, daher umwickeln Sie sie am besten mit einem Streifen Baumwollstoff, einem Pflaster oder etwas Watte. Diese Schuhe fallen grundsätzlich in die Kategorie: Zu tragen auf eigenes Risiko.

Ebenfalls auf eigenes Risiko hin zu tragen sind die sogenannten Earth-Shoes. Als sie erstmals auf den Markt kamen, wurden sie und ihre Nachahmer als *die* Lösung für Fuß- und Beinbeschwerden angepriesen. Sie hatten einen Negativabsatz, bei dem die Ferse tiefer liegt als der vordere Teil des Schuhs, einen Keil in die andere Richtung. Das hat für die Träger, vor allem Frauen, die an höhere Absätze gewöhnt sind, große Nachteile. Viele Personen litten daraufhin an Entzündungen der Achillessehnen über der Ferse, oder an Waden-, Knie-, Hüft- und Kreuzschmerzen. In schlimmeren Fällen riß die Achillessehne, was eine Operation für den Betroffenen bedeutet. Dazu brauchte man nur vom Randstein auf die Straße zu treten, eine Treppe hinunterzugehen oder aus einem Auto zu steigen. Bei solchen Anlässen kommt die Ferse noch tiefer auf, und der Wadenmuskel wird bis zum Zerreißen gespannt.

Der Earth-Shoe starb eines natürlichen Todes; eines allerdings muß man ihm zugute halten: Er machte eine natürliche Schuhform populär. Das Schuhdesign vor der Earth-Shoe-Ära bog die Füße auf ein unwirkliches Stilideal hin zurecht. Earth-Shoes schmeichelten zwar den Füßen nicht gerade, aber sie paßten ihnen wenigstens und erwarteten nicht, daß sich die Füße *ihnen* anpaßten. Das blieb nicht ohne Folgen: Heute nehmen viel mehr Schuhhersteller Rücksicht auf die wirkliche Form des menschlichen Fußes.

Der ideale Geh-, Steh- und Alltagsschuh ist der Laufschuh. Das gilt für fast jeden, Sportler wie Nichtsportler. Nur Menschen mit besonderen Fußproblemen haben vom Laufschuh keinen Nutzen. Laufschuhe dämpfen Erschütterungen besser als der durchschnittliche Lederschuh oder jeder andere Sportschuh. Laufschuhe haben einen Keil. Sie sind für Bewegungen in eine Richtung gemacht, nicht für Bewegungen in viele Richtungen. Die breite Laufschuhferse stabilisiert Knie und Knöchel, weil sie den Fuß daran hindert, sich im Schuh frei zu bewegen. Laufschuhe fangen Stöße sowohl im vorderen Fußbereich als auch an der Ferse auf und verringern damit den Druck, der sich durch den Fuß und das Bein nach oben fortpflanzt. Dadurch können nicht so leicht Kreuz-, Hüft- und Knieschmerzen auftreten, eine mögliche Folge von Streß und Druck auf Füße und Beine.

Immer mehr Menschen schwören auf Laufschuhe. Sie tragen sie auf dem Weg zur Arbeit und vertauschen sie gegebenenfalls mit einem mitgenommenen Paar »schöner« Schuhe. In New York sieht man Models, Manager, Sekretärinnen und Boutiquebesitzerinnen, gestylt bis an die Zähne, doch die Füße in Laufschuhen. Etwas Besseres kann den geplagten Großstadtfüßen gar nicht passieren.

Schuhe für die Arbeit

Die besten Schuhe, die Sie bei der Arbeit tragen können, sind Schuhe, die Ihre Bedürfnisse am Arbeitsplatz erfüllen. Das klingt banal, doch manche Menschen können nur schwer akzeptieren, daß bestimmte Schuhe völlig ungeeignet sind, um ihre Füße am Arbeitsplatz zu schützen.

Erst müssen Sie überlegen, was Ihre Füße und Ihr Körper während der Arbeit tun: Sitzen Sie überwiegend, stehen Sie oder gehen Sie, oder tun Sie alles drei? Als nächstes stellt sich die Frage, welcher Art von Boden Sie am Arbeitsplatz begegnen: Teppichboden oder Beton? Schließlich nehmen Sie Rücksicht auf Ihre individuelle Fußstruktur: Haben Sie schmale oder breite, steife oder flexible Füße?

Ein Restaurantkoch beispielsweise steht stundenlang und bewegt sich in alle Richtungen. Seine Schuhe sollten Stöße abfangen, flexibel sein und guten Halt geben, müssen aber eine Fersenkappe haben, die Bewegungen in mehrere Richtungen erlaubt; ein Laufschuh wäre also ungeeignet. Basketball- oder Tennisschuhe sind flexibel, dämpfen Erschütterungen, geben Halt und würden damit den Zweck erfüllen. Ein Bauarbeiter braucht ebenfalls flexible, stoßdämpfende Schuhe, muß sich aber gleichzeitig durch eine Stahlkappe im Zehenbereich vor Verletzungen schützen. Am besten polstert er einen Arbeitsschuh mit Stahlkappe mit einer elastischen Innensohle aus und achtet beim Kauf gleich darauf, daß in dem Schuh genügend Platz für eine solche Innensohle ist.

Wer bei der Arbeit still dasteht, braucht einen Schuh mit gut dämpfender Sohle, der sehr stabil ist, um den Knöcheln und Beinen Halt zu geben. Die nach unten breit zulaufende Sohle im Fersenbereich des Laufschuhs sorgt für diese Stabilität; manche Arbeitsschuhe mit Gummi- oder Kreppsohlen und sehr festen Fersenkappen sind ebenfalls eine gute Lösung.

Sportschuhe

In den letzten zehn bis zwölf Jahren sind die Sportschuhe ständig verbessert worden. Angesichts der Heerscharen von Joggern und Läufern in der ganzen Welt überboten sich die Schuhhersteller gegenseitig bei der Verbesserung der Dämpfungseigenschaften, Flexibilität, Leichtigkeit und

Stützmechanismen ihrer Laufschuhe. Im Lauf dieses Entwicklungsprozesses hat man so viel darüber gelernt, wie sich die Füße bewegen und was sie brauchen, um es richtig tun zu können, daß auch Schuhe für andere Sportarten davon profitiert haben. Sportschuhe werden immer leichter, bei gleichbleibend guten Dämpfungseigenschaften und Flexibilität. Darüber hinaus werden sie immer besser den spezifischen Anforderungen der jeweiligen Sportart angepaßt, für die sie gedacht sind: Tennisschuhe federn und dämpfen immer besser; Ruderschuhe halten die Füße immer besser trocken und gestatten dem Fuß Beweglichkeit in alle Richtungen, und so weiter.

Drei Faktoren entscheiden darüber, welche Schuhe die richtigen für Ihren Sport sind: erstens die Art der Bewegung, die von den Füßen abverlangt wird, zweitens der Boden, auf dem Sie spielen, und drittens die Form, Beweglichkeit und andere individuelle Merkmale Ihrer Füße und Beine. Diese drei Faktoren müssen Sie berücksichtigen; ansonsten gibt es für die Suche nach dem richtigen Schuh nur die Methode »Versuch und Irrtum«. Ihre Sicherheit hängt von der Bequemlichkeit und dem Sitz Ihrer Schuhe ab; probieren Sie also so lange herum, bis Sie *Ihre* Marke und *Ihr* Modell gefunden haben.

Wir empfehlen hier keine bestimmten Schuhmodelle, weil sie sich ohnehin jedes Jahr ändern, da die Hersteller von den Fußspezialisten immer mehr lernen, was für die einzelnen Sportarten am besten ist. Die beste Informationsquelle über diese Entwicklungen sind wahrscheinlich Zeitschriften zur jeweiligen Sportart; darin werden neue Schuhmodelle besprochen. Hilfreich können auch die Verkäufer in einem guten Schuhgeschäft sein, die sich auf Ihre Sportart spezialisiert haben.

Laufen, Joggen und Gehen

Laufschuhe sind in vieler Hinsicht ein Paradebeispiel für Schuhe, die auf die besonderen Anforderungen einer Sportart und die Bedürfnisse Ihrer Füße zugeschnitten sind. Ein Läufer läuft immer nur in eine Richtung, nämlich nach vorn. Seine Füße und Knie sind immer nach vorn gerichtet, Kopf und Körper bewegen sich geradeaus. Eine solche Bewegung in eine Richtung findet sich nur beim Laufen, Joggen, Gehen und vielleicht noch beim Seilspringen und Gewichtheben; bei den meisten anderen Sportarten muß sich der Körper in mehrere Richtungen bewegen. Vielleicht springen Sie zur Seite, um einen Ball zu fangen oder zurückzuschlagen, oder Sie weichen in die richtige Position für einen Fechtstoß zurück. Aber bei Laufschuhen kommt es darauf an, daß sie erstens die Füße und Beine nach vorn stabilisieren, so daß Sie sich nicht die Knie oder Knöchel verdrehen, und zweitens den Aufprall der Landung gut abdämpfen.

Zu diesem Zweck wurde bei Laufschuhen im Fersenbereich eine nach unten hin breit zulaufende Sohle entwickelt, die sich von den Schuhen für andere Sportarten unterscheidet. Diese spezielle Laufschuhferse hält den Rückfußbereich und das Knie unter Kontrolle, während sich der Fuß vom Boden abdrückt, und stabilisiert die einseitige Vorwärtsbewegung des Beins. Gleichzeitig fängt die breite Laufschuhferse auch einen Teil der Wucht beim Aufsetzen des Fußes auf den Boden ab. Das ist wichtig, weil bei jedem Laufschritt Ihre Ferse mit dem Drei- bis Vierfachen Ihres Körpergewichts auf den Boden aufprallt. Je größer das Fundament eines Gebäudes ist, desto mehr Gewicht kann es tragen; je breiter die Fläche Ihrer Ferse, desto stärker wird die Wucht des Aufpralls verteilt. Wenn unsere Füße sich in ihrer Entwicklung den harten Flächen, auf denen wir gehen, anpassen, werden einige Generationen nach uns vielleicht flache, ähnlich wie die Sohlen von Laufschuhen geformte Fersen haben und wesentlich weniger an Fuß- und Beinverletzungen leiden, die durch hohe Druckbelastung bedingt sind. Inzwischen müssen wir uns jedoch mit guten Schuhen mit breit zulaufender Sohle im Fersenbereich begnügen.

Ein guter Laufschuh muß bei jedem Schritt das Drei- bis Vierfache Ihres Körpergewichts abfangen, immer wieder. Tut er das nicht, werden beim Laufen die kleinen Fußknochen erschüttert und geschädigt, oder aber Ihre Beine, Knie, Hüften oder Wirbelsäule. Daher werden Laufschuhe mit einem speziellen, erschütterungsdämpfenden Keil hergestellt, der sogenannten Zwischensohle, die zwischen dem Gummiprofil und der Decksohle liegt. Diese Zwischensohle können Sie sehen, wenn Sie einen guten Sportschuh von der Seite betrachten: Sie besteht aus einem Keil aus meist heller gefärbtem Material, der der Sohle zusätzliche Dicke verleiht.

Das Material dieser Zwischensohlen ist unterschiedlich. Einige Schuhe haben festere Zwischensohlen, andere weichere mit besseren Dämpfungseigenschaften. Welche Sie wählen, hängt von Ihren Füßen ab – und Ihrem Geldbeutel. Im allgemeinen gilt, daß Läufer mit relativ starren Füßen und dem dafür typischen hohen Fußgewölbe nach Schuhen von größter Flexibilität suchen sollten, die dazu noch maximale Dämpfungseigenschaften besitzen. Läufer mit weicheren Füßen kommen meist auch mit etwas härteren Schuhen gut zurecht, weil ihre Füße selbst den Aufprall etwas besser abfangen.

Schwergewichtler brauchen feste, weniger flexible Laufschuhe. Ein uns bekannter Arzt empfiehlt Joggern mit Fußballer-Statur, in Armeestiefeln zu laufen – und er hat nicht ganz unrecht. Die Dämpfungseigenschaften von Armeestiefeln werden den Bedürfnissen von Langstreckenläufern jeden Fußtyps nicht ganz gerecht, egal, wie breit und weich ihre Füße sind; doch solche Schuhe halten es mit Sicherheit aus, von schweren Läufern bei jedem Schritt wuchtig in den Boden gerammt zu werden.

Stark federnde Zwischensohlen mit optimalen Dämpfungseigenschaften erhöhen die Schrittelastizität bei Personen mit starren Füßen, bei denen das Laufen auf harten Flächen die Knochen gefährden kann. Doch diese Art Zwischensohlen sacken rasch zusammen und verlieren ihre dämpfende Wirkung; von solchen Schuhen haben Sie möglicherweise schon nach kurzer Zeit nichts mehr, auch wenn die Profilsohlen noch keine Spur von Abnutzung zeigen. Wenn Sie unelastische Füße mit hohem Fußgewölbe haben und dennoch laufen möchten, vor allem, wenn Sie lange Strecken laufen wollen, müssen Sie sich um Ihrer Sicherheit willen damit abfinden, häufig Geld für neue Laufschuhe auszugeben, damit die notwendige Dämpfung immer garantiert ist.

Konkret gesagt: Bei ernsthaften Läufern, die täglich 15–30 Kilometer laufen, lassen die Dämpfungseigenschaften auch der besten Laufschuhe bereits nach sechs Wochen nach. Vielleicht erscheint es Ihnen als Luxus, alle sechs Wochen 100–150 Mark für neue Laufschuhe auszugeben, doch betrachten Sie die Sache doch einmal so: Als Läufer brauchen Sie kaum sonstige Ausrüstung zu kaufen; Sie können fast überall laufen, und ein guter Schuh, der Erschütterungen abfängt, ist der einzige Schutz, den Sie haben. Der Kauf neuer Schuhe ist weniger »schmerzhaft« als ein Gang zum Arzt. Schützen Sie Ihre Füße mit neuen, federnden Laufschuhen, sobald die alten ihre Elastizität verlieren; das ist die beste Garantie für gesunde Füße und Beine und dauerhafte Freude an Ihrem Sport, ohne Zwangspausen wegen Schienbeinschmerzen, Streßfrakturen und anderen Symptomen, deren Ursache in schlechten Schuhen oder einer Fehlstellung zu suchen ist.

Wenn Sie nur kürzere Strecken laufen, werden Ihre Schuhe natürlich länger halten. Während ein Läufer, der wöchentlich 120 Kilometer zurücklegt, seine Schuhe in etwa sechs Wochen verschlissen hat, werden Ihre Schuhe sechs bis zwölf Monate lang halten, wenn Sie täglich eine halbe Stunde gehen. Und gehen oder laufen Sie auf unbefestigten Böden oder im Park auf Gras, halten sie vielleicht noch länger. Achten Sie einfach darauf, wann Ihre Schuhe ihre Elastizität verlieren. Wenn Sie glauben, Anzeichen dafür zu spüren, haben Sie wahrscheinlich recht. Dann ist es höchste Zeit, sie auszurangieren oder als Schlechtwetterschuhe aufzuheben; die Investition für ein neues Paar ist gut angelegt. Sie werden begeistert sein, wie gut sich Ihre Füße in den neuen, federnden Schuhen fühlen; es wird Ihnen sofort klar, wieviel von ihrer Schutzfunktion die alten Schuhe bereits verloren haben. Notieren Sie sich, wie lange Sie Ihre alten Schuhe getragen haben. Beim nächsten Mal warten Sie nicht mehr genauso lang, sondern kaufen ein neues Paar, *bevor* die alten ihre Dämpfungseigenschaften vollständig eingebüßt haben. Wenn Ihre Gesundheit es Ihnen wert ist, daß Sie laufen, gehen oder joggen, sollte es Ihnen auch nicht zu teuer sein, Ihre Füße und Beine mit den richtigen Schuhen zu schützen.

Für Laufschuhe brauchen Sie kein Vermögen auszugeben, andererseits sollten Sie auch nicht die billigsten kaufen, die Sie finden. Schuhe unterhalb der 100-Mark-Grenze scheinen einfach nicht sämtliche Eigenschaften in sich vereinen zu können, die Ihre Füße brauchen: eine gute Schutzfunktion, Flexibilität, Dämpfungseigenschaften und Bequemlichkeit. Andererseits besteht meist kein Grund, mehr als 100–150 Mark auszugeben (vielleicht sogar etwas weniger, falls Sie gerade auf ein Sonderangebot stoßen), außer Ihre Fußform weist irgendeine Besonderheit auf, so daß Sie maßgeschneiderte Schuhe mit speziellen orthopädischen Einlagen benötigen. Die teuren Marken, die 150 Mark oder sogar mehr kosten, bieten Ihren Füßen nicht unbedingt mehr Schutz und halten auch nicht länger als Schuhe mittlerer Preislage.

Laufschuhe sollten Sie nicht in einem normalen Schuhgeschäft kaufen, es sei denn, es besitzt eine außergewöhnlich gut sortierte Sportschuhabteilung. Statt dessen sollten Sie nach einem Sportgeschäft Ausschau halten, das auf Laufausrüstung spezialisiert ist und ein vielfältiges Angebot an Laufschuhen vorrätig hat, inklusive die Spitzenmarken. So können Sie die besten Schuhe anprobieren und Vergleiche ziehen. Spezialgeschäfte für Laufsport haben auch den Vorteil, daß das Personal Ihnen gegenüber Verständnis zeigen wird, wenn Sie länger herumprobieren und viele Modelle vergleichen möchten. In den meisten guten Fachgeschäften werden Sie in den Schuhen, die Ihnen am besten zusagen, eine Weile herummarschieren dürfen.

Obwohl im Grunde keine andere Methode als »Versuch und Irrtum« existiert, um den besten Laufschuh für Ihren Fuß ausfindig zu machen, gibt es bestimmte Minimalanforderungen, die jeder Schuh einfach erfüllen muß:

Paßform Stimmt der Schuh mit der Form Ihres Fußes überein oder drückt er an den Zehen, am Ballen, am Spann oder an irgendeinem anderen Teil Ihres Fußes? Erinnern Sie sich an die Faustregel: Zwischen Ihrem längsten Zeh und der Schuhspitze sollte mindestens ein Daumennagel Spielraum bleiben. Das sind mindestens 12 Millimeter; manche Läufer brauchen vielleicht noch ein paar Millimeter mehr, damit sie beim Laufen nicht mit den Zehen gegen die Schuhspitze stoßen. Und verfallen Sie nicht in den Irrtum, Sie wüßten ja, welche Schuhgröße Sie haben, und damit basta – Laufschuhe müssen Sie möglicherweise eine halbe bis eine ganze Nummer größer nehmen als Ihre Straßenschuhe. Was zählt, ist nicht die Schuhnummer, sondern der tatsächliche Sitz.

Doch bei der Paßform geht es um mehr als nur um die Schuhlänge. Nehmen wir uns einmal das Oberteil vor. Manche Schuhe lassen den Zehen viel Raum, manche weniger. Beim Laufen ziehen Sie Ihre Zehen ein, als ob sie sich in den Boden krallen würden, daher heben sich die Gelenke etwas. Wenn zwischen Ihren Zehen und dem Obermaterial nicht genug Platz ist, werden Ihre Zehengelenke bei jedem Schritt am Nylon reiben. Über kurz oder lang kann diese ständige Reizung zu Hühneraugen oder anderen Problemen führen, die einen chirurgischen Eingriff nötig machen. Wenn die Schuhe, die Sie im Moment tragen, in jeder anderen Hinsicht bequem genug sind, Ihre Zehen jedoch beim Laufen am Obermaterial reiben, werfen Sie die Schuhe weg; sie sind einfach nicht gut genug.

Und wie gesagt, die Kosten für ein neues Paar Schuhe reichen nicht an die Unannehmlichkeiten einer ärztlichen Behandlung heran.

Vergewissern Sie sich auch, daß die Schuhe breit genug sind; sie sollten weder an den Mittelfußgelenken noch am großen Zeh drücken. Die richtige Weite am Mittelfußgelenk können Sie – vor dem Kauf – testen, wenn Sie sich mit Ihrem ganzen Gewicht auf den Fuß mit dem neuen Schuh stellen, sich bücken und versuchen, das Material genau oberhalb der Zehengelenke zu fassen. Es sollte Ihnen beinahe, aber nicht ganz gelingen, das Material von den Zehengelenken weg nach oben zu ziehen. (Selbstverständlich tragen Sie das falsche Paar Schuhe, wenn sie am Ballen oder sonstwo auch nur eine Spur drücken! Laufschuhe *müssen* äußerst bequem sein.) Führen Sie diesen Test unbedingt im Stehen durch, weil unter Ihrem Körpergewicht Ihre Füße breiter werden – und beim Joggen werden sie unter dem Aufprall jeden Schritts sogar noch breiter!

Haben Sie ungewöhnlich breite oder schmale Füße? Leider gibt es nur wenige Hersteller, die Laufschuhe in mehreren Weiten herstellen; erkundigen Sie sich nach den für Sie geeigneten Modellen.

Wenn Sie sich mit Laufschuhen ausrüsten, sollten Sie Bedenken wegen der Gesamterscheinung oder Farbe des Schuhs in den Hintergrund stellen. Es ist viel wichtiger, daß der Schuh alle guten Eigenschaften vereint, die für Ihre Füße entscheidend sind, als daß er optisch zu Ihrem Laufdreß paßt.

Bequemlichkeit Drückt der Schuh, lassen Sie die Finger davon. Bei den meisten Laufschuhen sind heute die Innenseite der Zunge und die oberen Ränder mit Schaumstoff gepolstert. Diese Abfütterung verhindert ein Einschneiden des Schuhs und eine Reizung der Füße. Auch gibt es unterschiedliche Schnürungen; suchen Sie nach einem Schuh, der beim Zuschnüren nirgends auf die ureigenen Beulen und Knochen Ihres Fußes drückt. Sie können die Schnürsenkel an den Stellen etwas lockern, an denen Ihre Füße am knochigsten sind. Doch wäre es bei der riesigen Auswahl an Laufschuhen, die heute auf dem Markt ist, unsinnig, wenn Sie ein paar Schuhe kaufen, bei dem Sie überlegen, ob das Reiben an Ihrer Ferse oder der Druck auf einen Knochen an Ihrem Fußspann Sie beim Gehen oder Laufen stören wird. Natürlich wird es Sie stören! Am besten läßt sich das vermeiden, wenn Sie diese Schuhe sofort ausziehen und ein anderes Paar anprobieren, bis Sie das Modell finden, das *Ihren* Anforderungen entspricht und *Ihnen* bequem ist.

Zu Hause prüfen Sie gleich weiter die Bequemlichkeit, indem Sie die neuen Schuhe eine dreiviertel bis eine ganze Stunde im Haus tragen. (Länger sollten Sie neue Schuhe, die noch eingelaufen werden müssen, beim ersten Mal ohnehin nicht tragen.) Sollten Sie nach der ersten halben Stunde feststellen, daß schon beim Herumgehen im Haus Ihre Füße darin schmerzen, werden Ihnen die Schuhe beim Gehen oder Laufen draußen garantiert unerträglich werden. Falls möglich, sollten Sie die Schuhe zurückbringen und gegen ein anderes Paar umtauschen. Ist das unmöglich, müssen Sie schlichtweg der Tatsache ins Auge sehen, daß Sie einen ziemlich teuren Fehler gemacht haben. Verschlimmern Sie ihn nicht noch durch den Versuch, schlechtsitzende Schuhe einzulaufen, womit Sie Ihren Füßen einen ernsthaften Schaden zufügen könnten. Streichen Sie das Modell von Ihrer Liste und beginnen Sie Ihre Suche nach dem Laufschuh, der für Sie persönlich der richtige ist, von neuem.

Stabilität und Stütze Bei den meisten Modellen wird im Oberteil des Schuhs Nylon oder ein anderes synthetisches Gewebe (das leicht, flexibel und feuchtigkeitsdurchlässig ist) mit spezialbehandeltem Leder kombiniert, das an den notwendigen Stellen für Stabilität, Halt und Kontrolle sorgt. Wenn Sie die Schuhe anprobieren, vergewissern Sie sich, daß sie Ihnen die Stabilität und den Halt geben, die Sie brauchen, damit Sie gut und gefahrlos laufen können. Die Schnürung sollte Ihnen festen Halt geben und dafür sorgen, daß der Schuh gut am Fuß sitzt, ohne an hervortretenden Stellen Ihrer Füße zu drücken.

Zum Schluß noch eine Warnung: Laufschuhe eignen sich ausgezeichnet zum Laufen, Gehen, Joggen, Wandern oder jeder sonstigen Art der Bewegung, bei der Füße und Knie immer nach vorn gerichtet sein sollen. Doch bitte tragen Sie sie *nicht*, wenn Sie Tennis, Squash, Handball, Baseball, Basketball, Volleyball oder Softball spielen oder eine andere Sportart ausüben, bei der Sie sich in jede Richtung bewegen müssen. Wenn Sie in Laufschuhen versuchen, zur Seite zu springen oder sich blitzschnell umzudrehen, wird die breite Laufschuhferse Sie behindern, und Sie verstauchen oder verletzen sich möglicherweise den Knöchel oder andere Knochen. Wie Sie ja auch einen Nagel nicht mit einem

Schraubenzieher einschlagen würden, sollten Sie nicht versuchen, Laufschuhe bei Mannschaftsspielen oder Rückschlagspielen wie Tennis etc. zu tragen. Dazu sind sie einfach ungeeignet.

Sportarten mit Schläger

Tennis, Squash und andere Sportarten, bei denen Sie mit einem Schläger einem Ball nachsetzen, bringen bei der Auswahl der Schuhe einen anderen Faktor ins Spiel. Sie müssen bei diesen Sportarten in jede Richtung lospreschen können, sich drehen und wenden, wenn es nötig ist, zur Seite oder schräg nach hinten springen und sich womöglich um die eigene Achse drehen, um den Ball zu treffen. Dazu können Sie die nach unten breit zulaufende Sohle im Fersenbereich des Laufschuhs gerade *nicht* gebrauchen, weil sie auf gefährliche Weise im Weg ist, wenn Sie sich drehen oder seitlich losrennen wollen. Was Sie brauchen, ist ein einfacher Schuh, der nicht nur Ihrer Fußform gerecht wird, sondern auch dem Gelände, auf dem Sie spielen.

Wenn Sie nur Federball auf dem Rasen spielen, sind die weiteren Punkte, die Sie zu berücksichtigen haben, eine Gummisohle und ein atmungsaktives Obermaterial, das Feuchtigkeit von Ihren Füßen ableitet. Aber bei Tennis, vor allem auf einem asphaltierten Platz, sollte die Sohle die Füße abpolstern und gute Dämpfungseigenschaften besitzen, falls es Ihnen mit dem Schutz Ihrer Füße, Beine und Wirbelsäule ernst ist. Anders als beim Laufen, wo die Ferse das meiste Gewicht zu tragen hat, wird bei Schlägersportarten vor allem der Vorderfußbereich belastet; jedesmal, wenn Sie dem Ball nachsprinten, bekommen die Zehen und die Ballen den größten Teil des Aufpralls ab. Leider sind die meisten Tennisschuhe nicht sehr gut für die Füße: Die Sohlen sind dünn und geben kaum nach, um den Aufprall abzufangen. Einige Hersteller beginnen jedoch, die Sohlen mit einer Schicht stoßdämpfenden Materials abzufüttern. Falls Sie öfter spielen, wäre es ratsam, sich nach solchen Schuhen mit besseren Dämpfungseigenschaften umzusehen. Die besseren Schuhe haben zur Dämpfung des Aufpralls jetzt oft eine austauschbare Innensohle.

Bei der Anprobe Ihrer neuen Tennisschuhe gilt dasselbe, was bei Laufschuhen über Sitz, Bequemlichkeit und Halt gesagt wurde. Achten Sie darauf, daß der Schuh im Zehenbereich hoch, lang und breit genug geschnitten ist, damit Ihre Zehen viel Spielraum haben, um sich zu bewegen, sich hochzuwölben, wenn sie sich in den Boden krallen, und so weiter. Die Schnürung sollte dafür sorgen, daß der Schuh fest am Fuß sitzt, ohne zu drücken; die Nähte dürfen nicht genau über Ausbuchtungen an Ihren Füßen liegen.

Spieler mit sehr breiten oder schmalen Füßen haben vielleicht Schwierigkeiten, Schuhe zu finden, die sowohl passen als auch die Füße abpolstern. Hier hilft nur unermüdliches Suchen.

Basketball

Die traditionellen Basketballstiefel, denen viele Spieler immer noch den Vorzug geben, werden knöchelhoch geschnürt. Allerdings haben sportmedizinische Untersuchungen gezeigt, daß die hochgezogene Knöchelpartie aus Segeltuch zu schwach ist, um den Halt zu geben, den die meisten Spieler wirklich bräuchten, und bei manchen Sportlern sogar die Knöchelbewegung hemmen können, wodurch das Risiko von Verletzungen bei plötzlichen Wendungen oder bei der Landung nach Drehsprüngen steigt. Für die Mehrzahl der Spieler empfehlen wir einen normalen, tiefgeschnittenen Turnschuh. Man kann auch speziell für Basketball hergestellte Segeltuchschuhe kaufen, aber im Prinzip wird jeder Turnschuh, der für Bewegungen in mehrere Richtungen gedacht ist, den Zweck gut erfüllen. Die neueren Tennisschuhe mit einer zusätzlichen Zwischensohle haben noch bessere Dämpfungseigenschaften, was Ihnen zugute kommen wird, wenn Sie springen oder über das ganze Spielfeld rennen.

Baseball

Auch für Baseball genügen normale Turnschuhe. Weil Baseball aber draußen gespielt wird, haben manche Spieler das Gefühl, sie spielen am besten in Schuhen mit weichen Gummispikes, die sich in den Boden eingraben und ihnen beim Rennen mehr Bodenhaftung und Stabilität geben. Grobstollig profilierte Schuhe sind durchaus für Baseball geeignet; tragen Sie aber bitte nie Schuhe mit sehr langen, dicken Stollen oder gar Spikes. Wer bei einem Sport, in dem Zusammenstöße von Spielern beim Gerangel um eine bestimmte Position oder beim Fangen eines Balls nicht ungewöhnlich sind, lange Stollen oder gar Spikes mit Metallkappen trägt, fordert Unfälle geradezu heraus. Die vorstehenden Zacken können, vor allem, wenn sie aus Metall sind, ernsthafte Verletzungen hervorrufen, wenn ein anderer Spieler versehentlich damit im Gesicht, an den Rippen oder auf der Haut getroffen wird.

Bootssport

Vom Segeln, Rudern und anderen Sportarten, bei denen Sie nicht trockenen Fußes davonkommen, werden Sie größeren Genuß haben, wenn Sie dabei Schuhe tragen, bei denen sich das Wasser nicht in den Sohlen sammelt. Viele Laufschuhe erfüllen diese Anforderung, weil sie so gemacht sind, daß der Schweiß verdunsten kann. Laufschuhe eignen sich, wenn Sie rudern oder nur an Deck sitzen und die Landschaft genießen. Doch wenn Sie aktiv segeln oder ein Boot durch die Wellen steuern, sind Laufschuhe vielleicht nicht ganz das richtige. Zwar sorgen sie dafür, daß Ihre Füße trocken bleiben, und auch die Sohlen werden nicht allzu rutschig, doch die im Fersenbereich nach unten breit zulaufende Sohle kann für Ihre Knie und Fußknöchel problematisch werden, sollten Sie zur Seite springen oder sich rasch umdrehen müssen, wenn sich das Boot neigt. Manche der neueren Segelschuhe halten die Füße trocken und erlauben gleichzeitig Beweglichkeit in alle Richtungen. Sie sind wahrscheinlich ideal. Doch Tennisschuhe aus leichtem Nylon tun es vielleicht genauso gut.

Rollerskating

Rollerskates entsprechen den wichtigsten Anforderungen des Rollschuhläufers: Er muß das Gleichgewicht halten und in der Lage sein, sein Gewicht gleichmäßig von einer Seitenkante des Stiefels auf die andere zu verlagern, um Kurven und Drehungen auszuführen. Notwendig dazu ist ein steifer Schaft, in dem der Knöchel nicht abknickt und die Gewichtsverlagerungen verzerrt. Es braucht wohl nicht weiter erwähnt zu werden, daß ein Abknicken in den Knöcheln nicht nur dem Fahrstil schadet, sondern auch ein hohes Verletzungsrisiko für Knöchel, Knie und alle anderen Teile Ihres Körpers bedeutet, die Sie sich bei einem Sturz prellen oder aufschürfen.

Der wichtigste Teil der Rollerskates ist daher die Hinterkappe, das steife

Lederstück, das sich von den Fersen nach oben zieht, sowie die Seitenteile des Schafts. Sie geben dem Knöchel Halt und Stütze; abgetragene oder verschlissene Stiefel können diese Aufgabe nicht mehr erfüllen. In diesem Fall kaufen Sie sich unbedingt neue Rollerskates.

Rollerskating ist ein Schausport, daher haben viele Rollschuhe einen modischen, schmalen Schnitt und laufen vorn spitz zu. Bitte opfern Sie beim Kauf die Bequemlichkeit nicht dem optischen Eindruck. Wie jeder andere Schuh sollte Ihr Rollerskate richtig passen; die Vorderkappe muß lang, breit und hoch genug sein, damit die Zehen bequem darin Platz haben. Ein guter Sitz ist hier besonders wichtig, denn die Vorderkappe ist so hart, daß es auf keinen Fall wünschenswert ist, daß Ihre Zehen ständig dagegenprallen.

Für Kunstlauf, sonstige Kunststückchen und Disco-Dancing brauchen Sie zusätzlichen Schutz gegen die Wucht des Aufpralls (allerdings nicht soviel, daß die Ränder der Rollen nicht mehr auf den leisesten Druck der Füße reagieren). Kaufen Sie sich erschütterungsdämpfende Einlegesohlen, die speziell für Rollerskates hergestellt werden.

Achten Sie darauf, daß die Verschnürung nicht drückt. Schnüren Sie die Stiefel nicht so eng, daß Sie gleichzeitig Ihren Kreislauf abschnüren, oder so locker, daß Ihre Knöchel keinen Halt mehr haben. Und unterbrechen Sie Ihren Lauf oft genug, um die Schnürung zu korrigieren, da lange Schuhbänder dazu neigen, sich zu lockern, sobald Sie sich bewegen. (Das ist übrigens ein guter Tip für alle Sportler.)

Radfahren

Häufig wird die Frage gestellt, ob ein spezieller Radrenn- oder Radtouringschuh wirklich nötig ist. Obwohl mancher aktive Radler darauf schwört, ist die Antwort immer noch »nein«. Ein Spezialschuh hat den Vorteil, daß er gut in die Riemen oder Haken paßt, mit denen Sie auf jeden Fall Ihre Pedale ausstatten sollten, damit Ihre Füße nicht abrutschen; auch wird dann beim Treten die Kraft besser auf die Pedale übertragen. Aber auch alle anderen Schuhe mit dünner Sohle erfüllen den Zweck: zum Beispiel Tennis- oder Turnschuhe – außer natürlich bei Leistungssportlern. Sogar Ihre Laufschuhe können Sie tragen, denn die breite Laufschuhferse behindert weder Knie noch Knöchel, da beim Treten keine Seitwärtsbewegung stattfindet. Allerdings ist zu berücksichtigen, daß beim Radfahren die Kraft über den Vorderfuß übertragen wird, nicht über die Ferse wie beim Laufen. Daher werden Sie Schuhe mit Sohlen bequemer finden, die im vorderen Fußbereich gute Dämpfungseigenschaften haben; auf die Ferse kommt es weniger an.

Wie bei jedem anderen Schuh müssen Sie darauf achten, daß Ihr Schuh, den Sie beim Radfahren tragen, ausreichend Zehenspielraum besitzt, und daß er keinen Druck auf den Fußballen ausübt. Die Riemen können einen bereits engen Schuh noch mehr zusammendrücken, so daß Ihre Füße wirklich leiden. Nicht nur der Schuh muß passen, sondern auch der Riemen muß sich gut über den Schuh streifen lassen. Und noch ein Tip: Fahren Sie nie ohne Riemen, Haken oder Pedalkäfig, die nicht nur ein Abgleiten verhindern, sondern auch die Effektivität der Bewegung steigern und mehr Beinmuskeln zur Arbeit zwingen.

Golf

Die Spikes eines Golfschuhs sind weniger gefährlich als harte Spikes an Baseballschuhen, weil beim Golfen die Wahrscheinlichkeit sehr gering ist, daß Sie einen anderen Spieler mit Ihren Füßen rammen. Für den Spieler selbst bedeuten sie allerdings ein gewisses Risiko: Passen Sie gut auf, wenn Sie über das Grün gehen, daß Sie nicht in Löchern hängenbleiben, in denen Sie sich leicht den Knöchel verstauchen können, wenn sich die Schuhnägel zu tief in die Erde eingraben. Die Nägel an Golfschuhen haben nicht den Zweck, die Sohle beim Laufen griffiger zu machen, sondern Ihnen beim Schwingen des Schlägers mehr Rückhalt und Schlagkraft zu geben: Sie krallen sich in den Boden und sorgen für einen festen Stand. Damit Ihre Golfschuhe Ihnen beim Schwungholen auch wirklich die nötige Hilfestellung geben können, sollten Sie zwischen den Schlägen den Schmutz von der Sohle kratzen, damit die Schuhe wirklich griffig bleiben und Sie nicht zu Fall bringen.

Die Alternative zu Golfschuhen ist so gut wie jeder Sportschuh mit Gummisohle. Tragen Sie nur keine Straßenschuhe mit Ledersohlen, die auf dem Rasen zu rutschig sind, oder Laufschuhe, da die nach unten breit zulaufende Sohle im Fersenbereich die Rotationsbewegung der Knöchel und Knie hemmen kann.

Gewichtheben

Für Gewichtheber gibt es Spezialschuhe, doch ein Laufschuh mit flacher Sohle ist ihnen vielleicht sogar überlegen. Mit flacher Sohle ist eine Sohle ohne Noppenprofil gemeint. Laufschuhe, deren Sohlen nur kleine Linien oder Rillen aufweisen, sind leicht zu finden und genau das, was Sie beim Gewichtheben brauchen. Ein solcher Schuh nimmt den Druck auf, gibt Ihnen seitliche Stabilität und erlaubt Ihnen, Ihre Mitte zu halten. Sie bewegen sich ja nicht fort und wollen auf keinen Fall, daß Ihnen die Füße wegrutschen, während Sie unter einem Gewicht stehen. Die nach unten breit zulaufende Sohle im Fersenbereich des Laufschuhs polstert Ihren Fuß und zwingt Ihre Knie und Knöchel gerade nach vorn, wie es sein sollte, während die flachen Sohlen für einen festen Stand am Boden sorgen.

Ringen und Boxen

Wenn Sie in diesen Kampfsportarten an Wettkämpfen teilnehmen, wissen Sie, daß für einen Wettkampf speziell gefertigte Lederstiefel nötig sind, die meist eine Sohle aus Wildleder haben, ziemlich leicht sind und rasche Bewegung zur Seite oder in jede andere Richtung erlauben. Da diese Schuhe kaum dämpfende Eigenschaften haben, möchten Sie sie vielleicht mit einer Einlegesohle abfüttern, die die Erschütterungen abfängt. Planen Sie dafür rechtzeitig voraus und kaufen Sie einen Stiefel, der geräumig genug ist, um eine Einlegesohle aufzunehmen. Vergewissern Sie sich in anderen Worten, daß die Kappe über den Zehen breit und hoch genug ist, damit Sie die Innensohle etwas erhöhen können, ohne daß Ihre Zehen am Obermaterial scheuern.

Beim Training genügt so gut wie jeder Sportschuh, der Bewegungen in alle Richtungen erlaubt. Laufschuhe kommen nicht in Frage, weil sie seitliche Bewegungen behindern.

Fechten

Die traditionelle Fußbekleidung beim Fechten sind Halbstiefel mit Innensohlen aus Leder – Schuhe, die flexibel sind, in denen die Füße bei Bedarf leicht über den Boden rutschen, sich aber auch Halt verschaffen können, wenn Sie Ihre Position verteidigen wollen. Diese Schuhe haben allerdings den Nachteil, daß Stöße nur begrenzt abgefangen werden. Anstelle der Fechtstiefel können Sie versuchen, flachsohlige Sportschuhe zu tragen, die Beweglichkeit in alle Richtungen erlauben und Erschütterungen dämpfen, zum Beispiel Tennisschuhe. Noch besser ist es, wenn Sie Ihre Fechtstiefel einfach mit dämpfenden Einlegesohlen ausstatten. Das bedeutet natürlich, daß die Stiefel groß genug sein müssen, damit für die Einlegesohlen genug Raum bleibt. Achten Sie beim Kauf der Stiefel darauf, daß die Zehen reichlich Spielraum haben – wenn Sie in zu engen Stiefeln über den Boden tänzeln, kann das zu Prellungen und Reizungen der Füße führen.

Sportsocken

So unglaublich es klingen mag, aber die Socken, die Sie tragen, können darüber entscheiden, ob Sie sich wohl fühlen und – in welcher Sportart auch immer – Ihr Bestes geben, oder ob Ihnen unbehaglich ist und Sie sich schlechtgelaunt dahinquälen. Doch weil Sie sicher immer Ihr Bestes geben wollen, auch wenn Sie nicht an Wettkämpfen teilnehmen, sondern nur aus reiner Freude an der Bewegung und am Spiel rennen, Ski laufen oder Volleyball spielen, werden Sie merken, daß es sich lohnt, gewisse Nebensächlichkeiten nicht zu vernachlässigen, die man gemeinhin für unbedeutend hält – wie beispielsweise Socken.

Socken sorgen hauptsächlich dafür, daß die Füße bequem in den Schuhen sitzen und möglichst trocken bleiben. (Daß sie in Farbe und Stil zu Ihrem sonstigen Outfit passen, ist hoffentlich eine zweitrangige Überlegung.) Zu enge Socken schnüren ein. Zu große Socken werfen Falten, was Blasen, Hautreizungen, Schmerzen und Schwielen hervorrufen kann. Die falschen Socken können verantwortlich sein, wenn Sie sich unwohl fühlen und sich nicht richtig auf Ihr Spiel konzentrieren können; daher sollten

Sie sich für den Sockenkauf etwas Zeit nehmen, damit Sie gute Socken erstehen, die auch wirklich passen.

Am besten für Sportler sind Socken aus Baumwolle oder einem Gemisch aus Baumwolle und Orlon (einer Polyacrylnitralfaser). Diese Materialien haben den Vorzug, daß sie wie ein Kerzendocht wirken und den Schweiß von Ihren Füßen ableiten, so daß sie relativ trocken und geruchfrei bleiben, während Sie beim Training in Schweiß ausbrechen. Andere synthetische Materialien, vor allem Nylon, bewirken das Gegenteil: Sie dichten die Füße ab, so daß sie klebrig, verschwitzt und heiß werden und Fußgeruch entwickeln. Fußgeruch ist nicht etwas, was Sie vermeiden müssen, um Ihren Mitsportlern im Umkleideraum einen Gefallen zu tun. Fußgeruch ist fast immer ein sicheres Zeichen dafür, daß sich auf Ihrer Haut, vor allem in den warmen, feuchten Falten, unzählige Mikroorganismen explosionsartig vermehrt haben. Reagiert Ihre Haut empfindlich auf diese üppige Flora und Fauna, ist es gut möglich, daß sich Fußpilz ansiedelt oder Sie sich eine andere Pilzinfektion holen, zum Beispiel an den Fußnägeln. Dem beugen Sie am besten dadurch vor, daß Sie keine Socken tragen, die im Fußbereich aus Nylon oder anderen Synthetics hergestellt sind. Ein elastisches Nylonbündchen dagegen, das ein Rutschen der Socken an den Knöcheln verhindert, ist etwas ganz anderes und völlig in Ordnung.

Im Winter werden Sie bei Sportarten wie Eislaufen, Skilaufen und Eishockey gern wärmende Wollsocken tragen, aber Sie brauchen auch etwas, was den Schweiß ableitet. Die beste Lösung sind zwei Paar Socken: dünne Untersocken aus Baumwolle, und darüber warme Wollsocken, die die Kälte draußen halten.

Den Rest des Jahres sind mitteldicke Baumwollsocken am besten. Tragen Sie normale Socken im Frühling und Herbst, Kurzsocken im Sommer, falls Ihnen das lieber ist, und Kniestrümpfe im Winter. Die beste Sockenfarbe ist weiß, auch wenn das ästhetische Empfinden etlicher Sportler daran Anstoß nimmt. Warum weiß? Vor allem, wenn Sie an den Füßen stark schwitzen, und noch mehr, wenn Ihre Haut empfindlich auf chemische Substanzen reagiert, sollten Sie auf farbige Socken verzichten, da sie mit synthetischen Farbstoffen gefärbt sind. Ihr Schweiß kann diese Farben herauslösen, so daß es am Ende nicht nur Ihren Füßen zu bunt wird, sondern womöglich auch noch Ihre Haut juckt und brennt.

Farbstoffe sind nicht die einzigen Chemikalien, auf die man in Socken stoßen kann. Sie seien gegen Fußgeruch ausgerüstet, wird bei manchen Sportsocken angepriesen. Gute Fußhygiene ist die beste Methode, um Fußgeruch zu vermeiden, und manche Menschen reagieren auf die geruchstötenden Substanzen heftiger als auf die Mikroorganismen, die den Geruch auslösen.

Wir können es nicht zu oft betonen: Ziehen Sie mindestens einmal täglich frische Socken an. Falls Sie stark schwitzen, sollten Sie die Socken wechseln, sobald sie feucht werden, damit Sie nicht ein warmes, feuchtes Kleinklima unterhalten, in dem Pilzorganismen reichlich gedeihen. Ziehen Sie Ihre Socken *nie* am nächsten Tag wieder an, ohne sie inzwischen gewaschen zu haben: In verschwitzten Socken vermehren sich Pilze und Bakterien mit alarmierender Geschwindigkeit, und wenn Sie die Socken von gestern anziehen, brauchen Sie sich nicht zu wundern, wenn Sie morgen eine Empfindlichkeitsreaktion oder sogar eine Infektion feststellen müssen.

Falls Sie Bedenken haben, daß Ihre Socken nicht lange halten werden, wenn Sie sie ständig wechseln und in die Waschmaschine stecken, dann tun Sie doch folgendes: Solange die Socken nicht wirklich schmutzig, sondern nur verschwitzt sind, brauchen Sie sie nur in klarem, warmem Wasser einzuweichen. Wechseln Sie das Wasser zwei- bis dreimal, alle 10–15 Minuten, drücken Sie die Socken aus und hängen Sie sie über Nacht zum Trocknen auf. So werden die Fasern und elastischen Materialien in den Socken nicht vorzeitig von Seife, Waschmitteln und vielleicht noch der Hitze des Trockners geschädigt. Und natürlich verschonen Sie Ihre Haut vor Waschmittelrückständen, die womöglich in den Socken zurückbleiben und eine beißende Wirkung haben können. Handwäsche ist etwas zeitaufwendiger, als wenn Sie Ihre schmutzigen Socken einfach in den Wäschekorb werfen, aber auch der Kauf neuer Socken nimmt Zeit in Anspruch.

Orthopädische Einlagen

Der Körper ist eine Einheit, ein Organismus aus vielen Teilen, die zusammenwirken, damit Sie richtig gehen können. Jeder Versuch, Probleme der Füße und Beine isoliert, »mit Scheuklappen«, zu betrachten, wird fehlschlagen. Alle Teile Ihres Körpers, die beim Gehen im Spiel sind, müssen gesund und in der richtigen funktionalen Position sein, damit Sie leicht und mühelos gehen können. Ist einer dieser Körperteile nicht mehr in der richtigen Position oder erkrankt, werden Sie nicht mehr so gut laufen können und vielleicht sogar Schmerzen haben. Ein Haus auf unebenem Fundament wird nicht nur im Keller Schäden entwickeln; auch noch im obersten Geschoß können Risse an den Wänden auftreten. Genauso werden Sie bei einer Lageveränderung Ihrer Fuß-, Unter- oder Oberschenkelknochen vielleicht Schmerzen im Kreuz, in den Hüften oder Leisten bekommen, an Ischias, Nacken- oder Schulterverspannungen leiden.

Früher hat man viele Fuß- und Beinstörungen routinemäßig auf den Zustand des Fußgewölbes zurückgeführt. War das Fußgewölbe flach, nahmen die Orthopäden fast automatisch an, daß die Füße »schlecht« waren. Ein hohes Fußgewölbe war »gut«. Heute wissen wir nicht nur, daß ein hohes Fußgewölbe ein größeres potentielles Problem darstellt als ein flaches, sondern auch, daß für die meisten Fuß- und Beinprobleme keineswegs das Fußgewölbe verantwortlich ist.

Eine wesentlich häufigere Ursache ist ein gestörter zeitlicher Bewegungsablauf der Füße und Beine beim Gehen; außerdem spielen erbliche Faktoren eine Rolle. Die richtige Bewegungsfolge Ihrer Füße und Beine können Sie mit Hilfe eines Orthopäden, einer Krankengymnastin oder auch durch das Benutzen einer Einlage erlernen; Erbfaktoren stellen uns vor größere Schwierigkeiten, je nach Grad ihrer Schwere. Eine leichte Strukturverlagerung, die Sie von Ihren Eltern oder Großeltern geerbt haben, wird vielleicht erst zum Problem, wenn Sie die Sechzig, Siebzig oder sogar Achtzig überschritten haben; vielleicht glauben Sie dann, Ihre neuen Schuhe oder auch nur das Alter seien daran schuld. Aber eine schwere Störung im Knochenbau kann sich schon in der Kindheit manifestieren, vor allem bei einem körperlich sehr aktiven Kind.

Manche ererbten Probleme zeigen sich früher, wenn Sie schlechtes

Schuhwerk tragen, Fehler beim sportlichen Training machen oder im Beruf einer starken Belastung der Beine und Füße ausgesetzt sind. In gewissem Sinn haben Sie Glück, wenn sich ererbte Störungen frühzeitig bemerkbar machen; werden Sie darauf aufmerksam, können Sie sie richtig behandeln. Früher hat man bei Strukturstörungen meist Stützbandagen und Stützeinlagen wie z. B. fertige Senkspreizfußeinlagen verschrieben; heute hat man erkannt, daß eine orthopädische Einlage den größten Nutzen bringt. Eine orthopädische Einlage sieht vielleicht für den Nichtfachmann wie eine Stützeinlage aus, ist aber in Wirklichkeit mehr als das. Sie regelt den zeitlichen Ablauf der Fuß- und Beinbewegung und fixiert die Fußknochen in ihrer Idealposition, so daß jeder Fußknochen, jedes Fußgelenk genau im richtigen Moment mit dem richtigen Druck belastet wird. Sie zwingt die Knochen dazu, bei der Gewichts- und Druckverteilung ihren Anteil an Arbeit zu übernehmen, und die Muskeln, zum richtigen Zeitpunkt im richtigen Winkel anzusetzen.

Das Ganze bewirkt nun, daß die Belastung, die sich durch das Bein bis zur Hüfte und Kreuzgegend fortsetzt, auf natürliche Weise verteilt und abgebaut wird. Damit kann sich der Druck nicht mehr an bestimmten kritischen Punkten – den Knien, den Hüften und der Kreuzgegend – konzentrieren, was zu Abnutzung und Verletzungen führen kann. Etwa 90 Prozent der strukturbedingten Beschwerden an Knöcheln, Knien, der Hüfte und der Kreuzgegend lassen sich mit orthopädischen Einlagen in den Griff bekommen. Merkwürdigerweise haben solche Einlagen bei Fußproblemen nur eine Erfolgsquote von 75 Prozent.

Vor der Entwicklung von orthopädischen Einlagen oder auch nur Stützeinlagen wurden Patienten mit strukturellen Störungen oft Maßschuhe angepaßt, in deren Sohlen oder Absätzen Korrekturkeile eingearbeitet wurden. Doch auch im noch so eng geschnürten Schuh kann sich der Fuß innen bewegen, was bedeutet, daß dem Strukturproblem nicht richtig begegnet werden kann. Mit Spezialschuhen hat man auch versucht, Kinderfüße zu »korrigieren«, wenn bei der Geburt die Knochen nicht in der richtigen Position lagen: War der Mittelfußknochen beispielsweise nach innen verdreht, drehte ihn ein solcher Schuh nach außen zurück. Doch heute ist bekannt, daß sich eine solche Therapie verheerend auf die vielen kleinen Fußgelenke auswirkt, und man greift nur noch in seltenen Fällen darauf zurück.

Einfache Pelotten, lederüberzogene Schaumstoffpolster, die man in den Schuh einlegt, werden schlichtweg zusammengepreßt, wenn der Fuß proniert (im Knöchel nach innen knickt); damit läßt sich die *Struktur* des Fußes überhaupt nicht kontrollieren. Eines der wenigen derartigen Hilfsmittel, das anscheinend hilft, sind Spreizfußpelotten aus Gummi, die die Mittelfußknochen anheben und den Schmerz in den Mittelfußgelenken lindern. Diese einfachen, preiswerten Einlagen können schwache Mittelfußknochen ihrer Normalposition annähern, den Druck mindern und Beschwerden lindern; ein weiteres Absinken der Mittelfußknochen läßt sich damit jedoch nicht erreichen, sondern nur mit einer guten orthopädischen Einlage. Solche Einlagen können also nur zur Überbrückung dienen.

Sind die strukturellen Störungen nur gering, können Sie sich selbst eine Einlage »maßschneidern«. Kleiden Sie Ihren Schuh mit mehreren Lagen von Leder- oder Baumwollfilzstücken, die 3–12 Millimeter dick sein können, so aus, daß der Bereich des Fußgewölbes an der Innenkante des Fußes abgefüttert ist. Damit wird der Fußknöchel »neutralisiert«, so daß er weder nach außen noch nach innen abknicken kann. Das für eine solche Einlage benötigte Material ist nicht teuer und in den meisten Sanitätsfachgeschäften erhältlich.

In den letzten Jahren sind bei Sportlern fertige Einlagen populär geworden, mit denen sich ebenfalls geringfügige Strukturstörungen der Füße ausgleichen lassen. Auch für Geher haben sich Fußbettungen bewährt, die in guten Sportgeschäften individuell angepaßt werden. Wenn Sie im orthopädischen Schuhgeschäft oder im Sanitätsgeschäft eine Einlage kaufen, ist es wichtig, zwischen echten orthopädischen Einlagen und bloßen Stützeinlagen zu unterscheiden. Im allgemeinen sind letztere so gut wie wirkungslos. Eine fertige orthopädische Einlage läßt sich wie oben beschrieben mit Schichten aus Leder oder Filz an Ihren Fuß anpassen und kann tatsächlich helfen, die Fußstruktur wiederherzustellen. In schwereren Fällen müssen Sie sich jedoch an einen Orthopädiemechaniker (im Sanitätsfachgeschäft) oder an einen Orthopäden wenden, der nach einem Abdruck Ihres Fußes Spezialeinlagen herstellen läßt.

Ob Sie sich nun für eine selbstgebastelte, fertig gekaufte oder maßgeschneiderte orthopädische Einlage entschieden haben, wichtig ist nun, daß Sie Ihre Füße langsam daran gewöhnen. Die Bänder und Muskeln in

Ihren Füßen sind zum Teil versteift und verkürzt, zum Teil überdehnt und ausgeleiert. Das gestörte Gleichgewicht muß langsam und kontinuierlich wieder hergestellt werden, bis das natürliche Zusammenspiel aufs neue erreicht und gefestigt ist. Egal, wie bequem Sie Ihre Einlage finden – und wenn es die richtige ist, kann sie äußerst bequem sein –, lassen Sie Ihren Füßen reichlich Zeit, sich anzupassen.

Ziemlich die einzige orthopädische Einlage, die sich in Konfektionsschuhen, Skistiefeln, Schlittschuhen, Rollschuhen, Ballettschuhen, Pumps und Stiefeln tragen läßt – in Schuhen also, die im allgemeinen die falschen für Ihre Füße sind –, ist eine kurze Einlage. Sie ist extrem dünn und einfach, gibt der Fußstruktur jedoch recht guten Halt. Natürlich sind kurze Einlagen bei weitem nicht so wirkungsvoll wie lange Einlagen, aber wenn Sie an einer ernsthaften Störung leiden, leisten kurze Einlagen immer dann gute Dienste, solange Sie die »falschen« Schuhe tragen; die restliche Zeit über sollten Sie jedoch Volleinlagen benutzen.

Plattfüße sind ein recht häufiges Leiden, das sich durch orthopädische Einlagen lindern läßt. Wie bereits gesagt, wurden früher die meisten Strukturstörungen auf Plattfüße geschoben. Wie grundlos, wissen wir heute; doch denjenigen, die Plattfüße haben, können orthopädische Einlagen tatsächlich oft Erleichterung verschaffen, vor allem, wenn sie viel gehen und stehen müssen.

Hohlfüße Füße mit überhohem Längsgewölbe, also einem extrem hohen Rist, sind am wenigsten flexibel und benötigen nicht wirklich eine orthopädische Einlage, obwohl sie von erschütterungsdämpfenden Sohlen profitieren können. Laufschuhe schützen diese Füße hervorragend, weil sie sie beim Gehen auf harten Böden gegen den Aufprall abpolstern. Das leisten auch druckdämpfende Einlegesohlen, die Sie im Schuhgeschäft kaufen können. Wählen Sie eine Sohle, die weder zu schwer noch zu wuchtig für Ihren Fuß ist – schließlich ist Bequemlichkeit genauso wichtig wie Schutz.

Hallux valgus (Arthrose des Großzehen-Grundgelenks), **Hammerzehen, Fersendeformationen** Bei diesen oft erblich bedingten Erscheinungen verlagern sich bestimmte Knochen aus ihrer natürlichen Position; auch hier können orthopädische Einlagen Hilfe bringen. In der Kindheit treten diese Deformationen in der Regel noch nicht auf, sondern entwickeln sich langsam durch Abnutzung und Verschleiß. Belastung und Aktivität können die Entwicklung noch beschleunigen. Ein vergrößerter Großzehenballen und Hammerzehen lassen sich am besten mit maßgearbeiteten Spezialeinlagen in den Griff bekommen, die Ihnen Ihr Arzt oder Orthopäde verschreibt. Zusätzlich zu orthopädischen Einlagen und geeignetem Schuhwerk empfiehlt sich bei Hammerzehen das einfache Dehnen der Zehen, womit sich der Zustand verbessern läßt. Wer gegen seinen vergrößerten Großzehenballen oder seine Hammerzehen nichts unternimmt, kann schließlich mit gesundheitlichen Problemen konfrontiert werden, die viel aufwendiger und schwieriger zu behandeln sind.

Denken Sie daran, daß Strukturstörungen der Füße und Beine, die nicht korrigiert werden, Probleme an den Hüften, in der Kreuzgegend und im oberen Rückenbereich verursachen können. Falls in diesen Bereichen Schmerzen auftreten, gegen die die Therapie, die Ihnen Ihr Arzt verordnet hat, nichts hilft, sollten Sie einen Orthopäden aufsuchen, der feststellen kann, ob das Problem nicht auf Ihre Füße und Beine zurückzuführen ist.

Orthopädische Hilfsmittel für Kinder

Kinder kommen manchmal mit Störungen im Knochenbau auf die Welt, die orthopädische Hilfe nötig machen, noch bevor sie laufen können. Ein Beispiel dafür ist die Innen- oder Außendrehung der Zehen, die bereits in Kapitel 1 besprochen wurde. Wie Sie sich vielleicht erinnern, haben die meisten Babys bei der Geburt nach außen gerichtete Oberschenkelknochen. Ist der Oberschenkelknochen nach innen gedreht, sollte er sofort korrigiert werden. Das Eingipsen jedoch ist unserer Meinung nach die schlechteste Methode, um eine Innen- oder Außenrotation zu behandeln; dabei können die Muskeln verkümmern, was die Knochen insgesamt schwächt, und es kann zu einem Verlust der Mineralstoffe in den Knochen und sogar zu Gelenkarthritis führen. Wir sind der Ansicht, daß die Langzeitwirkungen des Eingipsens von Säuglingen noch nicht genügend untersucht sind. In den meisten Fällen läßt sich die Fehlstellung leicht durch geeignete Übungen korrigieren, die die Muskeln und damit auch den Knochenknorpel der Beine dehnen. (Mit Übungen ist hier gemeint, daß die Eltern oder der Arzt die Beine des Säuglings bewegen.) In schwereren Fällen können Schienen verschrieben werden, die angelegt werden, wenn das Baby schläft. In noch gravierenderen Fällen können die

Schienen auch tagsüber getragen werden, bevor das Kind zu laufen anfängt. In jüngster Zeit wurde eine neue Schiene entwickelt, die das Problem korrigieren hilft, wenn das Kind schon läuft. Sie wird an den Schuhen des Kindes befestigt, das damit auch laufen und krabbeln kann; zum Wickeln oder für sonstige Zwecke läßt sie sich leicht entfernen und ist damit nicht nur ein wirkungsvolles Korrektiv, sondern spart Mutter und Kind auch viel Zeit.

Im Alter von zwei bis drei Jahren sollte der Oberschenkelknochen nicht mehr so stark nach außen gedreht sein wie bei der Geburt, sonst kann ein Problem daraus entstehen. Viele Ärzte sagen den Eltern, daß sich die Außendrehung bis zur Pubertät schon auswächst. Manchmal ist das jedoch nicht der Fall, was dann im Alter von zwölf oder dreizehn Jahren zu echten Komplikationen führen kann. Zum Glück läßt sich eine Außendrehung der Zehen mit demselben Hilfsmittel korrigieren, das wir gerade zur Kontrolle der Innendrehung besprochen haben; es muß nur entsprechend eingestellt werden.

Falls sich ein Kind gegen eine Schiene sperrt, kann eine Außen- und Innenrotation auch durch eine orthopädische Einlage korrigiert werden, die den Fuß tatsächlich zwingt, sich bei jedem Schritt, den das Kind macht, nach innen oder außen zu drehen, je nach Fall. Diese Therapie muß zwar wesentlich länger durchgehalten werden, doch der Erfolg, der sich in der Regel einstellt, ist die Mühe wert.

Es gibt einen Fall, in dem Eingipsen angebracht sein kann: wenn ein Kind mit einem Klumpfuß zur Welt kommt. Bei diesen Babys sind die Füße so stark nach innen geknickt, daß sie schließlich auf der Außenseite ihrer Knöchel und auf der äußeren Fußkante laufen würden, anstatt auf den Fußsohlen. Diese angeborene Deformation fällt einem Arzt in der Regel sofort auf und wird kurz nach der Geburt behandelt. Sollten Sie aber den Verdacht haben, daß die Füße Ihres Babys in einer abnormen Position sind und Ihr Kinderarzt es nicht bemerkt hat, dann weisen Sie ihn unbedingt darauf hin und suchen Sie vielleicht auch einen Orthopäden auf. Ein solches Problem ist ernst; in der Therapie werden mehrere aufeinanderfolgende Gipsverbände gemacht, wozu in manchen Fällen noch eine physiotherapeutische Behandlung hinzukommt. Je früher das Problem erkannt wird, desto besser; die Füße eines Babys sind äußerst formbar, da sie vor allem aus Knorpeln bestehen und die vielen Muskeln,

Bänder und Sehnen noch nicht voll entwickelt sind. Die richtige Therapie kann, wenn sie frühzeitig einsetzt, eine gewaltige und ziemlich schmerzlose Veränderung bewirken.

Auch X- und O-Beine können bei Kindern ein Problem darstellen. X-Beine hängen oft mit einer Innendrehung der Zehen zusammen, O-Beine mit einer Außendrehung, obwohl auch ein Mineralstoffmangel Ursache beider Probleme sein kann. In gewissen Lebensabschnitten können X- und O-Beine normal sein, doch ist es immer am besten, Sie fragen einen Orthopäden oder Arzt, ob eine Therapie angezeigt ist. Falls Ihnen der Arzt zu einer Therapie rät, holen Sie noch eine zweite und dritte Meinung ein, bevor Sie sich für eine bestimmte Behandlung entscheiden. X- und O-Beine erfordern in den seltensten Fällen, wenn überhaupt, ein Eingipsen; in der Regel lassen sie sich am besten durch Gymnastik und geeignete orthopädische Einlagen korrigieren.

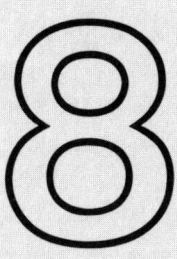

Massage

Massage, oft in Verbindung mit Heilkräutern und -ölen, wird seit Jahrhunderten zur Heilung von Muskelverletzungen, Verstauchungen und Zerrungen eingesetzt. Heilkundige früher Zivilisationen waren sich bewußt, daß Massagen nicht nur die Heilung förderten, sondern auch vielen das Leben retteten: Wer wegen einer körperlichen Behinderung vor Gefahren nicht fliehen konnte, hatte nicht sehr lange zu leben. Heute wird unser Leben selten von Massagen abhängen; ohne Massage aber können Streß und Verletzungen unsere Produktivität unnötig einschränken.

Fast jede Kultur hat irgendeine Form von Massage entwickelt. In den vergangenen Jahrhunderten konnten sich oft nur die Reichen oder Angehörigen des Militärs Massagen leisten – für den gewöhnlich Sterblichen blieben sie ein unerschwinglicher Luxus. Heute kann sich jeder massieren lassen.

In der ganzen Welt werden Massageformen angewendet, die sich unabhängig voneinander in stark unterschiedlichen Kulturen entwickelt haben wie die schwedische Massage und das japanische Shiatsu, um nur zwei Beispiele zu nennen; oft werden gar verschiedene Formen kombiniert, wobei Neues entsteht. Die verschiedenen Massageformen ähneln sich in ihrer Philosophie und den angestrebten Zielen; häufig ist die Kombination zweier oder mehrerer Techniken in derselben Sitzung am effektivsten, da sie sich in ihrer Wirkung gegenseitig verstärken. Physiotherapeuten, die nur eine einzige Technik benutzen, legen sich eine unnötige Beschränkung auf.

Die Vorzüge des Massierens

Mit Massagen lassen sich Verletzungen behandeln, die Sie sich am Arbeitsplatz, beim Sport oder bei einem Unfall zugezogen haben. Sie lösen die Spannungen, die für Rückenschmerzen, Empfindlichkeit und Verkrampfungen der Muskeln, Kopfschmerzen, Schwellungen in den Beinen und Füßen sowie für eine Schwäche des Immunsystems verantwortlich sind. Regelmäßiges Massieren ein- bis dreimal in der Woche kann solchen Problemen vorbeugen und sie behandeln helfen, es verringert die Belastung sportlicher Anstrengungen und bleibt als Therapieform ohne schädliche Nebenwirkungen.

Wenn wir verstehen wollen, wie Massage so viele wunderbare Dinge vollbringen kann, müssen wir erst verstehen, was passiert, wenn unsere Muskeln oder Sehnen verletzt werden oder sich verspannen. Erst ziehen sich die Muskeln- oder Sehnenfasern zusammen; sie werden steif, unelastisch und reißen leicht. Eine solche Verspannung verändert das Verhältnis der Elektrolyte, der Mineralsalze, die innerhalb und in der Umgebung jeder Muskel- und Sehnenzelle vorkommen. Ergebnis davon ist, daß sich in der Zellumgebung Flüssigkeit ansammelt; Eiweißmoleküle, die nicht mehr entweichen können, haften aneinander und verkleben zu Clustern. So sorgen Lymphflüssigkeit und Eiweißmoleküle in der Zellumgebung für Schwellungen; der Lymphkreislauf ist blockiert, so daß die Lymphe nicht mehr abfließt. Dieser Lymphstau übt Druck auf die Nervenenden in den Muskel- und Sehnenzellen sowie deren Umgebung aus; der Muskel beginnt zu schmerzen.

Eine Massage kehrt diesen Vorgang um. Erst werden die Cluster von Eiweißmolekülen, die den Abfluß der Lymphe aus den Muskel- und Sehnenfasern blockieren, aufgebrochen. Das Elektrolyt-Gleichgewicht stellt sich wieder ein, und schließlich entspannen sich auch die Muskel- oder Sehnenfasern. Sind diese Fasern entspannt, wird Energie wirkungsvoller genutzt und verbraucht. Erhöhter Blutdruck, dem eine durch Muskelverspannungen bedingte Arterienverengung zugrunde liegt, wird dabei oft gesenkt. Der Kreislauf, der die verletzten Zellen versorgt, normalisiert sich wieder, liefert Nährstoffe an und transportiert Toxine und Schlacken ab. In dem Maße, wie sich die Muskeln entspannen, lassen Anspannung und Ängste nach. Damit wird künftigen Verletzungen, Kopfschmerzen, Muskelschmerzen und sogar Depressionen mit allen ihren Folgen der Boden entzogen.

Inzwischen wundern Sie sich wahrscheinlich, wieso offensichtlich so wenig Menschen Gebrauch von dieser wunderbaren Heilmethode machen, die uns noch dazu Energie schenkt. Die Antwort liegt vielleicht in der zunehmenden Komplexität unserer Gesellschaft, in der einfache und wirkungsvolle Heilmethoden oft zugunsten aufwendiger, oft gefährlicher oder schädlicher Therapien vernachlässigt werden. Die moderne Schulmedizin lebt von Kompliziertheit und toxischen Eingriffen und ignoriert die Vorzüge älterer, bewährter Heilmethoden oder spielt sie herunter. Versuchen Sie es mit Selbstmassage oder noch besser, lassen Sie sich von

jemand massieren, den Sie mögen. Oft wird der Angesprochene sagen, er
wüßte nicht, wie er massieren soll, aber *jede* Massage ist gut. Tun Sie
einfach, was Ihnen ganz von selbst einfällt und dem Massierten angenehm
ist. Es gibt tatsächlich einige Grundprinzipien und Techniken, mit deren
Hilfe Sie das Beste aus einer Massage herausholen können. In den
folgenden Abschnitten werden wir Ihnen zwei verschiedene Massageformen
vorstellen. Die erste Massage, die 6–10 Minuten dauert, können Sie
leicht selbst durchführen. Sie ist ideal, um Ihre Füße und Beine morgens
nach dem Aufwachen zu beleben oder sie nach einem harten Tag zu
entspannen. Die zweite Massage, die mehr in die Tiefe geht, dauert
zwischen 30 und 60 Minuten und zielt auf maximalen therapeutischen
Effekt ab; am besten lassen Sie sich von einem befreundeten Menschen
massieren.

Die 10-Minuten-Morgenmassage

Die beste Vorbereitung für jede Fußmassage ist Entspannung. Nehmen Sie
ein schönes, heißes Bad, damit sich die Muskeln entspannen; oder falls Sie
nicht genug Zeit dafür haben, legen Sie sich einfach auf den Boden,
schließen die Augen und »lassen sich los«: Lassen Sie drei bis fünf Minuten
Ihren Atem in langen, langsamen, tiefen Zügen ein- und ausströmen. Dann
öffnen Sie *ganz langsam* die Augen. Trifft das Licht allzu plötzlich auf die
Netzhaut, dann ziehen sich Ihre Muskeln zusammen, und die ganze
Entspannung ist dahin. Nehmen Sie sich daher mindestens zwei Minuten
Zeit, um Ihre Augen zu öffnen.
Jetzt sind Sie entspannt und können mit der Fußmassage beginnen.
Angenehm beim Massieren ist Babypuder oder Öl wie kaltgepreßtes
Sonnenblumen-, Distel- oder Sojaöl, das der Haut gleichzeitig Feuchtig-
keit spendet. Falls Sie in der glücklichen Lage sind, daß jemand anderer
Ihre Füße und Beine massieren kann, legen Sie sich dazu am besten auf
den Rücken. Falls Sie sich selbst massieren, setzen Sie sich mit dem
Rücken gegen die Wand oder einen schweren Sessel. Damit entlasten Sie
Ihren Rücken. Beginnen Sie bei den Zehen, arbeiten Sie sich zur Ferse vor
und dann das Bein hinauf. Bewegen Sie zuerst alle Zehengelenke. Nehmen Sie sich immer ein Gelenk vor und beugen Sie es in sämtlichen

Zehen: die Gelenke zwischen den Zehengliedern, die Mittelfußgelenke am Ballen und weiter oben. Dann lockern Sie den gesamten Knöchelbereich, indem Sie den Fuß in Kreisen bewegen.

Setzen Sie sich dazu am besten im Schneidersitz hin, umfassen Sie mit einer Hand das oben liegende Bein knapp oberhalb des Knöchels und lassen den Fuß ganz entspannt und locker hängen. Es kommt darauf an, daß der Fuß *nicht* selbst kraft seiner Fußmuskeln kreist – das wäre nicht sehr entspannend –, sondern daß Sie ihn mit Ihren Händen bewegen. Umfassen Sie mit der anderen Hand den Fuß in der Ballengegend und zeichnen Sie langsam kleine Kreise, erst in einer Richtung, dann in der anderen, immer mindestens eine Minute lang. Das lockert das Knöchelgelenk und »schmiert« es mit Gelenkflüssigkeit, einer klaren Substanz, die in den Gelenken produziert wird, damit die Knorpelflächen reibungslos aneinandergleiten. Diese Gelenkschmiere macht auch die Bänder geschmeidig, die die Gelenke stabilisieren, und hält sie flexibel. Wenn Sie also regelmäßig für eine gute Schmierung der Gelenke sorgen, ist das die beste Vorbeugung gegen Verstauchungen. Wenn wir älter werden, nimmt die natürliche Produktion von Gelenkflüssigkeit ab, und das Aufwärmen und Schmieren der Gelenke wird besonders wichtig.

Nach dem Kreisen beider Füße massieren Sie sanft die Muskulatur an Fußrücken und Fußsohle. Sie können die Füße mit den Fingerspitzen durchkneten und dabei unterschiedlichen Druck ausüben. Lassen Sie die Fingerspitzen kreisen. Sie können die Muskeln auch mit den Handballen oder der ganzen Hand sanft drücken und durchkneten. Der Druck darf ruhig kräftig sein, außer Sie sind sehr druckempfindlich – dann reiben Sie Ihre Füße nur leicht.

Die Massage sollte bei den Zehen beginnen und sich das Bein aufwärts bis zu den Oberschenkeln fortsetzen. Damit die Massage ihre Wirkung entfaltet, sollten Sie jedem Bein mindestens 3–5 Minuten widmen. Das erscheint Ihnen vielleicht lang, aber der Aufwand an Zeit und Mühe ist in Wirklichkeit recht gering, wenn Sie bedenken, daß Sie damit Ihre Füße und Beine beweglich halten und vor Verletzungen schützen. Massieren Sie dazu noch mit Öl, wird es Ihnen Ihre Haut danken, daß sie so gut mit Feuchtigkeit versorgt wird.

Tiefenmassage für Füße und Beine

Eine volle Fuß- und Beinmassage dauert zwischen 15 und 30 Minuten pro Bein. Nehmen Sie sich genügend Zeit. Warum sollten Sie sich bei etwas so Angenehmem, das Ihnen viel Energie schenken wird, hetzen müssen? Wird hastig massiert und irgendeine Energieblockade im Gewebe übersehen, hat die ganze Massage womöglich nur einen geringen Wert. Lassen Sie sich also Zeit und konzentrieren Sie sich auf das, was Sie erleben. Spüren Sie immer den Empfindungen Ihres Körpers nach und teilen Sie, was Sie spüren, dem Massierenden mit. Dann kann er sich auf die Stellen und Punkte konzentrieren, die es am nötigsten haben, und Sie werden von der Massage den größten Nutzen haben.

Am besten können Sie sich in einem ruhigen Raum mit sanftem Licht entspannen. Ein lauter, heller Raum arbeitet der Auflösung von Streß durch die Massage entgegen. Jedoch wird Ihnen jede Massage gut tun, wo immer sich Ihnen die Gelegenheit dazu bietet. Der Raum sollte warm genug sein, damit Sie nicht frösteln. Weniger teuer als fertige Massageöle mit Duftstoffen ist kaltgepreßtes Distel- oder Sonnenblumenöl, was sich genauso gut eignet. Falls Sie möchten, können Sie es selbst mit ein paar Tropfen Duftöl aromatisieren. Auf Puder sollten Sie beim Massieren verzichten; es ist ungesund, wenn Sie ihn in die Lungen einatmen. Den Boden, die Matte, das Bett oder den Massagetisch, wo Sie liegen, schützen Sie mit Leintüchern oder Handtüchern vor Ölspuren.

Massiert wird am besten in fünf einfachen Schritten. Schritt 1 besteht aus kurzen, raschen, leichten Strichen. In Schritt 2 sind die Striche lang und fest. Schritt 3 ist eine Form von Akupressur, wie Shiatsu, die bestimmte Energiepunkte bearbeitet. In Schritt 4 wird *quer* zu den Muskel- und Sehnenfasern starker, kurzer Druck ausgeübt. Schritt 5 schließlich ist eine Wiederholung von Schritt 1, mit kurzen, raschen, leichten Strichen. Bei jedem Schritt beginnt man bei den Zehenspitzen und arbeitet sich nach oben. Das unterstützt den Lymphkreislauf und den Energiefluß. Beginnen Sie nie bei den Oberschenkeln und massieren Sie abwärts zu den Zehenspitzen, weil das den Fluß von Lymphe und Energie blockieren kann.

Alle fünf Schritte sind gleich wichtig. Zwar wird jeder Schritt, den wir beschreiben, etwas wichtiger als der vorangehende erscheinen, doch sind alle gleich bedeutend. Jeder Schritt verstärkt den vorangehenden und ergänzt ihn durch eine weitere Wirkung, und erst die Summe aller Schritte bringt den größtmöglichen Heileffekt der Massage zur Entfaltung.

Schritt 1

Die Schwellungen in Muskeln und Sehnen werden abgebaut, die Flüssigkeit aus den Muskelfasern in die Lymphkanäle geleitet. Dies erreicht man, indem man kurz, rasch und leicht in Richtung Herz über die Fasern streicht. Schmerzen die Muskeln oder sind empfindlich, können diese Striche leichte Schmerzen verursachen. Doch schon nach 20–30 Sekunden läßt die unangenehme Empfindung in der Regel nach, da der Schmerz vor allem auf die zwischen den Muskelzellen eingelagerte Flüssigkeit zurückzuführen ist. Dabei sollte bis zu einer Minute lang über die Gesamtlänge des jeweiligen Muskels gestrichen werden. Beginnen Sie an der Fußsohle und streichen Sie zur Ferse hin. Als nächstes nehmen Sie sich den Fußrücken vor und bearbeiten ihn von den Zehen zum Knöchel. Danach massieren Sie vom Knöchel zum Knie, und zwar sowohl am Schienbein als auch an der Wade. Dann massieren Sie allmählich vom Knie aufwärts zur Hüfte. Dieser Vorgang leitet den Lymphfluß hin zur Hauptsammelstelle in der Leistengegend. Falls eine bestimmte Stelle besonders schmerzt, sollten Sie ihr mehr Zeit widmen, aber massieren Sie immer sehr sanft.

Schritt 2

Hier werden sehr feste, lange und langsame Striche verwendet. Wie bei Schritt 1 beginnen Sie bei den Zehen und massieren erst an der Fußsohle, dann am Fußrücken zum Knöchel hin. Dann streichen Sie vom Knöchel zum Knie und schließlich vom Knie zur Hüfte. Setzen Sie vor allem die Handflächen und den Bereich zwischen Daumen und Zeigefinger ein. Es ist wichtig, bei jedem Strich den Druck immer weiter zu erhöhen, um die überschüssige Flüssigkeit aus den Muskelfasern herauszupressen. Ist die Massage an einer bestimmten Stelle besonders schmerzhaft, arbeiten Sie dort noch einmal mit Schritt 1, bevor Sie weitermachen. In diesem Stadium der Massage sind Öle oder Lotionen vorteilhaft, damit die Hand leicht über die Haut gleitet; ohne »Schmiermittel« kann die Haut allmählich gereizt werden und schmerzen. Die fließende Gleitbewegung ist wichtig, damit die Muskelfasern sich entspannen, und kann auch Ängste und allgemeine Anspannung lindern. Schritt 2 nimmt pro Bein 5–15 Minuten in Anspruch.

Schritt 3

Hier wird auf jeden kritischen Punkt der Füße und Beine langsam und sorgsam starker Druck ausgeübt; die Massage beginnt wieder bei den Zehen und endet an den Hüften. Sie können den Daumen, die Fingerspitzen oder beides dazu benutzen. Drücken Sie sanft nach unten und tasten Sie nach einer kleinen, oft erbsengroßen Verhärtung im Gewebe unter der Haut, tief im Muskel oder der Sehne und im umgebenden Bereich. Der Druck sollte gerade nach unten gerichtet sein. Bei den Punkten handelt es sich um die Akupunktur-Punkte, die auf den sogenannten Meridianen liegen. Nicht bei allen Punkten auf diesen Linien wird der

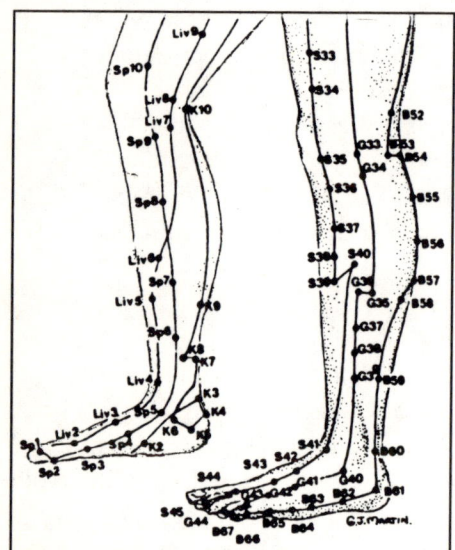

Massierte Schmerzen empfinden. Tritt kein Schmerz oder eine unangenehme Empfindung auf, gehen Sie, d. h. der Massierende, zum nächsten Punkt auf der Haut über. Sobald Sie sich aktiven Punkten nähern, wird der Druck immer unangenehmer und löst oft tatsächlichen Schmerz aus, wenn Sie direkt über einem aktiven Punkt massieren. Wichtig für den Massierten ist, dabei tief zu atmen; eine flache Atmung blockiert den Lymphfluß, während Tiefenatmung Flüssigkeit zur Brustmitte hochpumpt und auch den Schmerz erträglicher macht, den die Akupressur auslösen kann.

Pressen Sie jeden stark schmerzenden Punkt 10–30 Sekunden lang. Nicht schmerzende Punkte pressen Sie nur 1–2 Sekunden lang. Pressen Sie jeden schmerzhaften Punkt dreimal und versuchen Sie, jedesmal tiefer nach unten zu gelangen. Stellen Sie sich jeden schmerzhaften, verhärteten

Punkt als Luftballon vor, den Sie zum Platzen bringen wollen. Ist die Verhärtung gelöst, wird sich der Punkt nicht mehr knotig anfühlen, obwohl die Berührung immer noch schmerzen kann. Viele Menschen sind überrascht, wenn sie diese aktiven Punkte tatsächlich spüren, weil sie von ihrer Existenz keine Ahnung hatten.

Karten sind nicht notwendig; Unbehagen und Schmerzen führen Sie zu den richtigen Stellen wie ein Geigerzähler zu radioaktiven Substanzen. Die meisten Punkte liegen an den Fußsohlen und an der Unterseite der Zehen sowie an den Waden und der Rückseite der Oberschenkel. Auf dem Fußrücken und der Beinvorderseite gibt es nur wenige Punkte, verschwenden Sie also dort nicht zuviel Zeit. Wenn Sie die ganze Fußsohle gut durcharbeiten, erreichen Sie sämtliche reflektorischen Punkte, die bekanntlich viele Störungen im oberen Körperbereich verbessern helfen. Reflektorische Punkte sind die Akupunktur-Punkte im Fuß, die auf Teile unseres Oberkörpers und auf die inneren Organe bezogen sind.

Schritt 4

Mit sehr raschen kurzen Strichen wird hier *quer* über die Muskel- oder Sehnenfasern gerieben, wobei der Druck allmählich verstärkt wird. Diese Massagetechnik kann Verwachsungen lösen helfen, eine Form von innerem Narbengewebe an verletzten oder überbeanspruchten Muskeln oder Sehnen. Werden solche Verwachsungen beseitigt, erhalten die Muskeln oder Sehnen ihre normale Elastizität und Beweglichkeit zurück. Widmen Sie den schmerzhaftesten Stellen oder Punkten mehr Zeit und massieren Sie dort nicht nur mit den Fingerspitzen, sondern auch mit der ganzen Handfläche. Wie lange dieses Massagestadium dauert, richtet sich nach den individuellen Bedürfnissen. Beginnen Sie bei den Zehen und arbeiten Sie sich zur Hüfte hoch.

Wie oft und wie lange Ihre Füße und Beine massiert werden sollten, hängt von mehreren Faktoren ab. Sind Ihre Muskeln verspannt, verletzt oder der Kreislauf aus irgendeinem Grund in den Muskeln gestört, sollten Sie mehr Zeit für Massagen aufwenden. Wieviel, hängt von der Person ab, die Sie massiert, von Ihrer freien Zeit, die Sie dafür übrig haben, von den Kosten (Masseure berechnen in der Regel nach Stunden), und von der Geduld, Ausdauer und Belastbarkeit des Masseurs, um nur einige Faktoren zu nennen. Die größte therapeutische Wirkung einer Massage wird bei den meisten Menschen wohl erreicht, wenn jedes Bein zwischen 15 und 30 Minuten lang massiert wird.

Schritt 5

Er besteht in einer Wiederholung von Schritt 1 und vollendet den Massagezyklus. Dieser Schritt kann tagsüber bis zu viertelstündlich wiederholt werden.

Anhang

Anatomie im Überblick

Der Knochenbau

Die Knochen geben dem Körper Halt und Form. Sie sind der Rahmen für die Muskeln, die an ihnen ansetzen; die Gelenke sorgen für Beweglichkeit. Meist stellen wir uns Knochen als etwas Lebloses, Hartes vor, wenn wir uns an das Skelett aus dem Biologie-Unterricht erinnern. Doch in Wirklichkeit lebt der Knochen und wird ständig neu aufgebaut. Neue Knochenzellen ersetzen alte, abgestorbene; Blutgefäße liefern in den Knochen Nährstoffe an und transportieren Stoffwechselschlacken ab, wie sie es auch in anderem Körpergewebe tun.

Wachsen können Knochen jedoch nur bei Kindern. Das Wachstum der Fuß- und Beinknochen ist in der Regel im Alter von sechzehn Jahren bei Mädchen und siebzehn Jahren bei Jungen beendet. Bei Säuglingen bestehen die Knochen zum größten Teil aus einem weichen, formbaren, sich entwickelnden Gewebe, der Knorpelsubstanz. Bei Erwachsenen gibt es Knorpelsubstanz fast nur noch als Gelenküberzug, der weiche Bewegungen ermöglicht und verhindert, daß sich die Knochen an den Gelenken aufreiben.

Ein kurzer Überblick über die Fuß- und Beinknochen beginnt beim Becken. Der *Hüftgürtel*, der den Rumpf trägt und an dem die Beinknochen ansetzen, besteht in Wirklichkeit aus drei Knochen – der *Beckenschaufel* oben und darunter dem *Sitzbein* sowie dem *Schambein*–, die beim Erwachsenen zu einem Knochen verwachsen. Der Oberschenkelknochen oder *Femur* sitzt in der *Hüftpfanne*, in der alle drei Beckenknochen zusammentreffen. Der Oberschenkelknochen ist der längste und schwerste Knochen im ganzen Körper. Am Knie stößt er an die oberen Enden der beiden Unterschenkelknochen, des *Schienbeins* und des *Wadenbeins*. Die *Kniescheibe* bildet mit dem Oberschenkelknochen, aber nicht mit den Unterschenkelknochen, ein Gelenk; sie wird lediglich von den Sehnen der vorderen Oberschenkelmuskulatur gehalten. Sie ist also »freischwebend«, beweglich und verstärkt die Hebelwirkung der Muskeln, die das Knie geradehalten. Schienbein und Wadenbein enden am Knöchelgelenk. Der größere der beiden Knochen, das Schienbein, steht mit dem *Sprunggelenk* in Verbindung und bildet auch den inneren

Fußknöchel. Jeder Fuß besteht aus 26 Knochen! Sie lassen sich in die Fußwurzelknochen (die dem Handgelenk entsprechen), die Mittelfußknochen und die Zehenglieder unterteilen. Das *Sprungbein* ist der oberste Knochen des Sprunggelenks, der mit dem Schienbein ein Gelenk bildet; darunter und dahinter liegt das *Fersenbein*. Daran schließen sich an der Fußinnenseite das *Kahnbein* und an der Außenseite das *Würfelbein* an. Die drei Kehlbeinknochen sind die Verbindung zwischen den Fußwurzelknochen und den drei inneren Mittelfußknochen. Die fünf langen *Mittelfußknochen* verlaufen am Fußrücken entlang nach vorn zu den Zehen; sie entsprechen den Mittelhandknochen des Handrückens. Die *Mittelfußgelenke* entsprechen den Fingerknöcheln. Jeder Zeh setzt sich aus drei Knochen zusammen, den Zehengliedern, außer dem großen Zeh, der nur zwei Zehenglieder besitzt. Unter dem Großzehen- oder Ballengelenk liegen zwei runde Knochen, die das Abdrücken des Fußes beim Gehen unterstützen; sie werden als *Sesambeine (Ossa sesamoidea)* bezeichnet. Viele Menschen besitzen weitere solche Knochenplättchen, die unter jedem beliebigen Fußknochen liegen können.

Die Fußknochen sind zu zwei Längsgewölben angeordnet, die beim Stehen das Gewicht tragen und beim Gehen wie Hebel wirken. Das mittlere Fußgewölbe an der Fußinnenseite wird vom Fersenbein, Sprungbein, Kahnbein, Kehlbein und den ersten drei Mittelfußknochen gebildet; der »Schlußstein« des Gewölbes ist das Kahnbein, hinten ruht es auf dem Fersenbein und vorn auf den Mittelfußknochen. Das äußere, flachere Fußgewölbe besteht aus dem Fersenbein, dem Würfelbein und den beiden äußeren Mittelfußknochen; »Schlußstein« ist das Würfelbein. Bei Plattfüßen verlaufen diese Fußgewölbe ungewöhnlich flach; das ist entweder erblich, durch den spezifischen Bau der Knochen oder durch Muskelschwäche bedingt.

Die Gelenke

An den Gelenken, den Stellen, wo zwei Knochen zusammentreffen, sind die Knochenenden von *Knorpel* überzogen, einem zähen, elastischen Material, das als Puffer wirkt und verhindert, daß die Knochen schmerzhaft aneinanderreiben. Das Gelenk wird von der Gelenkkapsel umschlossen, die mit der Gelenkinnenhaut, der sogenannten *Membrana synovialis,*

Anatomie der Füße und Beine

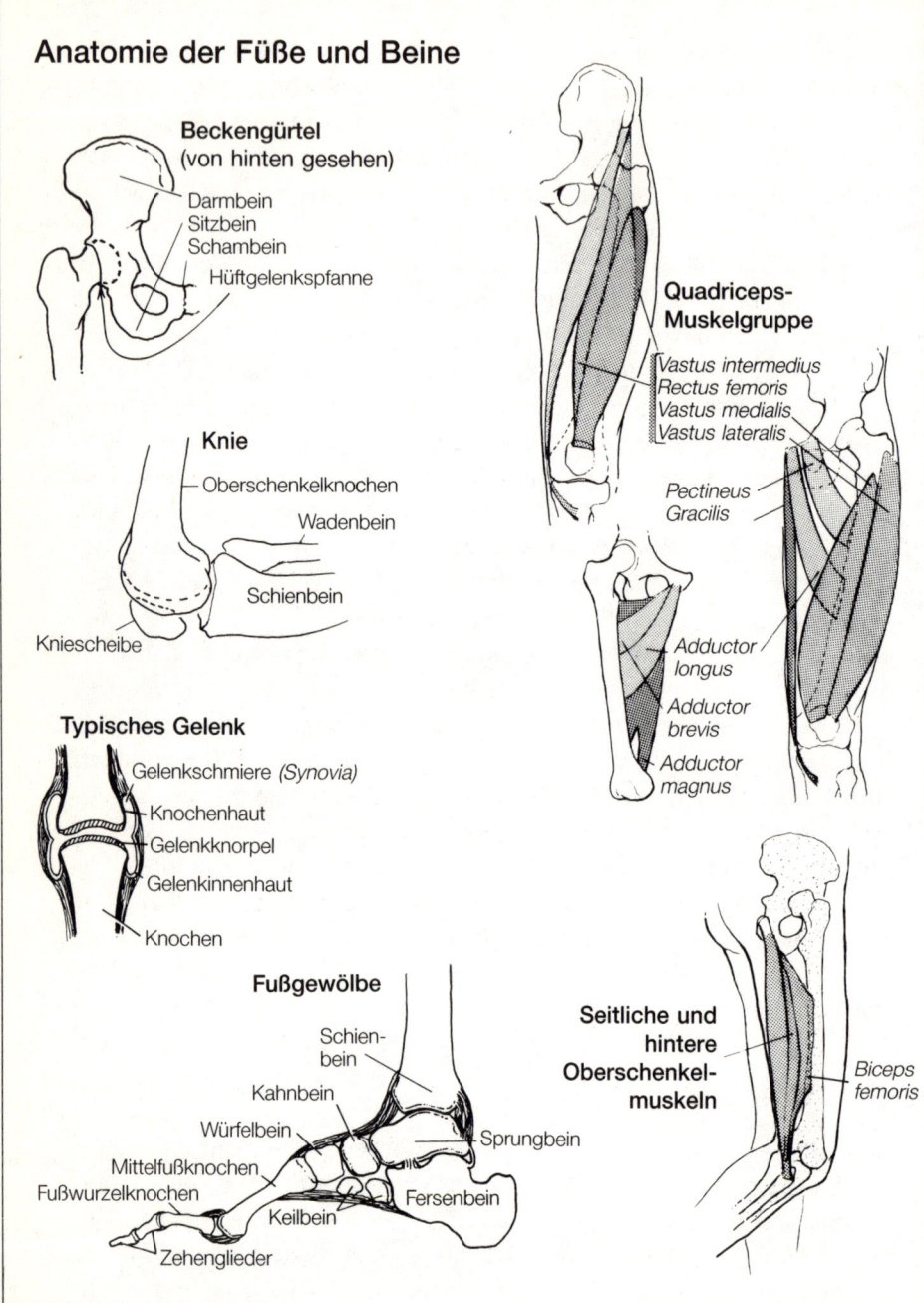

Beckengürtel
(von hinten gesehen)

Darmbein
Sitzbein
Schambein
Hüftgelenkspfanne

**Quadriceps-
Muskelgruppe**

Vastus intermedius
Rectus femoris
Vastus medialis
Vastus lateralis

Pectineus
Gracilis

Knie

Oberschenkelknochen
Wadenbein
Schienbein
Kniescheibe

Adductor
longus

Adductor
brevis

Adductor
magnus

Typisches Gelenk

Gelenkschmiere *(Synovia)*
Knochenhaut
Gelenkknorpel
Gelenkinnenhaut
Knochen

Fußgewölbe

Schien-
bein
Kahnbein
Würfelbein
Mittelfußknochen
Fußwurzelknochen
Zehenglieder
Keilbein
Sprungbein
Fersenbein

**Seitliche und
hintere
Oberschenkel-
muskeln**

Biceps
femoris

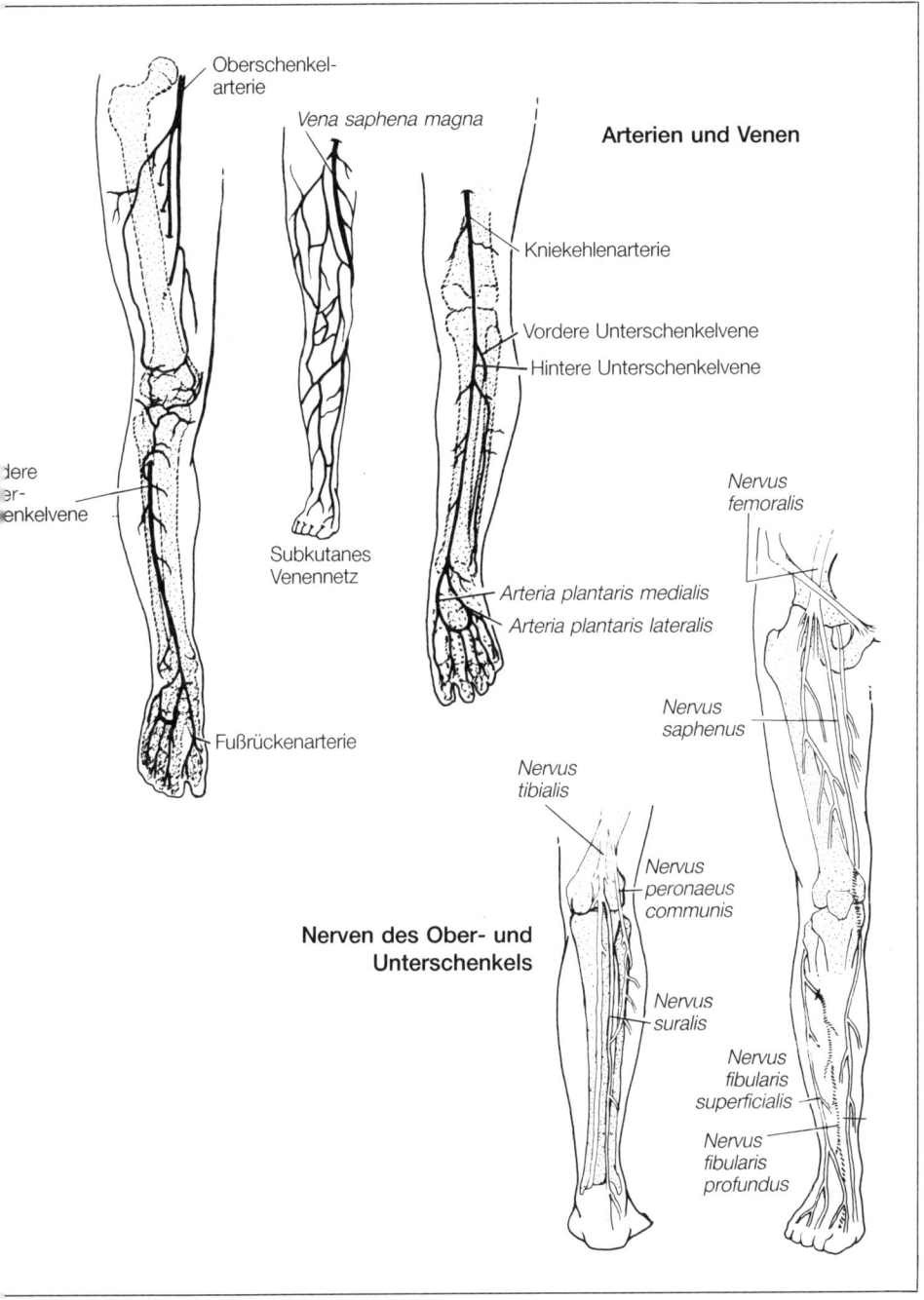

Oberschenkel-
arterie

Vena saphena magna

Arterien und Venen

Kniekehlenarterie

Vordere Unterschenkelvene

Hintere Unterschenkelvene

...dere
...er-
...enkelvene

Subkutanes
Venennetz

Arteria plantaris medialis
Arteria plantaris lateralis

Fußrückenarterie

Nervus
femoralis

Nervus
saphenus

Nervus
tibialis

Nervus
peronaeus
communis

**Nerven des Ober- und
Unterschenkels**

Nervus
suralis

Nervus
fibularis
superficialis

Nervus
fibularis
profundus

ausgekleidet ist. Die Gelenkinnenhaut produziert die Gelenkschmiere, eine schlüpfrige Flüssigkeit, die den Raum in der Gelenkkapsel zwischen den Knochen ausfüllt. Die Gelenkflüssigkeit schmiert nicht nur die Gelenke, so daß sie leicht aneinandergleiten, sondern ernährt auch die Knorpelmasse, die keine Blutgefäße enthält. Der Knorpel wird von Knorpelhaut oder *Perichondrium* überzogen, der Gelenkknochen selbst von Knochenhaut oder *Periost*.

Bänder bestehen aus dickem Fasergewebe, sind verschieden lang und umschließen sämtliche Gelenke, um sie zu stabilisieren – sogar innerhalb mancher Gelenke befinden sich Bänder. Sie sorgen dafür, daß sich das Gelenk nur innerhalb des Normalbereichs und in der richtigen Richtung bewegt. Da sie die richtige Position der Gelenke sicherstellen, ermöglichen sie den Muskeln und Sehnen, effektiv zu arbeiten, und verhindern, daß die Gelenke übermäßig beansprucht und verschlissen werden. *Sehnen* sind dünne, glänzende, extrem starke Faserbänder; sie bilden den Übergang zwischen Muskeln und Knochen. Sehnen sind ähnlich wie Bänder beschaffen, nur verbinden sie Muskeln mit Knochen und nicht Knochen miteinander. Zwischen Muskeln, Knochen, Sehnen und Bändern, die ein Gelenk umgeben, sind mit Flüssigkeit gefüllte *Schleimbeutel* eingelagert, die dazu beitragen, daß sich alle diese Teile geschmeidig bewegen und gegeneinander verschieben können.

Die Muskeln

Damit so komplizierte Bewegungsabläufe wie das Gehen stattfinden können, arbeiten die Muskeln in Gruppen. Ziehen sich die Muskeln zusammen, üben die Sehnen an ihrem Ansatzpunkt am Knochen eine Kraft aus, die den Knochen in ihre Richtung zieht. Muskeln haben ihr eigenes Gefäß- und Nervensystem. Werden diese Nerven durchtrennt, hören die Muskeln auf zu arbeiten; ist der Kreislauf geschwächt, ermüden die Muskeln rasch.

Die vordere Oberschenkelmuskulatur besteht aus vier großen Muskeln, dem *Rectus femoris*, dem *Vastus lateralis, Vastus medialis* und *Vastus intermedius*, der sogenannten Quadrizeps-Muskelgruppe. Sie ist vor allem für das Strecken des Beins zuständig. Ein fünfter vorderer Oberschenkelmuskel, der *Sartorius*, ermöglicht die Außenrotation des ganzen Beines. Damit wird auch der Teil der Ferse kontrolliert, der beim Gehen auf dem Boden auftrifft.

Die mittleren oder inneren Muskeln des Oberschenkels, der *Pectineus, Adductor longus, Adductor brevis* und *Adductor magnus*, heben das Bein zur Brust hoch und lassen es nach innen rotieren; sie kontrollieren also die Außendrehung, die der *Sartorius* verursacht, und gleichen sie aus. Drei Muskeln an der Rückseite des Oberschenkels mit der Bezeichnung *Biceps femoris* beugen das Bein (ziehen die Ferse in Richtung Gesäß) und strecken den Oberschenkel (ziehen das Knie weg von der Brust) im Gegenzug zu den vorderen Beinmuskeln.

Der Unterschenkel wird ebenfalls von drei Muskelgruppen kontrolliert. Die vier vorderen Muskeln heben den Fuß vom Boden hoch; sie enden im Fuß, vor allem an den Zehen. Die beiden Seitenmuskeln ziehen den Fuß in Richtung Boden und heben die Außenkante des Fußes vom Boden weg. Die letzte Gruppe, die hinteren Beinmuskeln oder Wadenmuskeln, zieht den Fuß nach unten zum Boden oder streckt die Zehen.

Der Fuß selbst besitzt elf Muskeln. Wie die Beinmuskeln gleichen sie einander aus; sie sitzen am Fußrücken, an der Sohle, an der Außen- und der Innenkante und heben, senken und drehen die verschiedenen Fußpartien.

Die Summe der Muskeln in Fuß und Bein erreicht die stolze Zahl von 38. Darüber hinaus üben zehn Muskeln im Gesäß und drei weitere Muskeln in der Leistengegend einen Einfluß auf die Beinbewegung aus. Außerdem spielt bei der Kontrolle der Fuß- und Beinbewegung auch noch die gesamte weitere Körpermuskulatur mit und bildet ein kompliziertes System von Kontrolle und Balance.

Der Kreislauf

Das Zentralorgan des Kreislaufsystems ist das Herz, das das Blut durch den Körper pumpt. Das Blut wird von den Lungen mit Sauerstoff angereichert und wandert durch die Arterien in die Gliedmaßen. Das Blut für die Füße und Beine wird durch die große *Aorta* nach unten transportiert, die sich in der Leistengegend in die beiden Hüftarterien teilt, eine für jedes Bein. Die *Arterien* sind hohle, elastische, mit Muskeln ausgekleidete Röhren. Die wichtigsten Arterien in den Füßen und Beinen sind die *Arteria femoralis* im Oberschenkel, die Kniekehlenarterie oder *Arteria poplitea*, die *Arteria anterior tibialis* am Schienbein, die *Arteria posterior tibialis* in der Wade; die Fußrückenarterie oder *Arteria dorsalis pedis*, und schließlich die *Arteria plantaris medialis* und *lateralis* in der Fußsohle. Die größten Arterien haben sehr dicke Wände und bestehen vor allem aus elastischem Gewebe. Die davon abzweigenden kleineren Arterien sind muskulös und tragen kräftig zur Blutzirkulation bei. Die nächstkleineren Abzweigungen, die *Arteriolen*, enthalten ebenfalls Muskelgewebe, haben aber dünnere Wände.

In den *Kapillaren*, den kleinsten Blutgefäßen, spielt sich die tatsächliche Versorgung des Gewebes mit Sauerstoff und Nährstoffen aus dem Blut ab; sie nehmen auch Abfallprodukte auf, die dann in den Venen abtransportiert werden. Die Kapillaren sind nur mit einer einzigen Zellschicht ausgekleidet, so daß Sauerstoff und Nährstoffe leicht gegen Stoffwechselschlacken ausgetauscht werden können. Die Kapillaren versorgen alle Nervenenden und Haarfollikel in der Haut mit Nährstoffen. Sie sind extrem temperaturempfindlich, erweitern sich, um Hitze abzugeben, oder ziehen sich zusammen, um die Hitze zu speichern. Auch Alkohol und Nikotin üben einen starken Einfluß auf die Kapillaren aus.

Das »verbrauchte« Blut mit seinen Stoffwechselschlacken fließt aus den Kapillaren in die *Venen* ab, die es zurück zum Herzen leiten, damit es wieder frisch mit Sauerstoff angereichert wird. Die Venen sind elastische Schläuche mit dünneren Wänden als die Arterien; auch enthalten sie kein Muskelgewebe. Dafür sind sie mit »Ventilen« ausgestattet, die verhindern, daß das nun gegen die Schwerkraft fließende Blut sich staut oder zurück nach unten fließt. Obwohl die Venen selbst keine Muskeln besitzen, helfen die sie umgebenden Muskeln mit, das Blut zurück zum Herzen zu befördern, da die Venenklappen jede andere Bewegungsrichtung außer nach oben unmöglich machen. Die Hauptvenen vom Fuß zur Hüfte sind: die mittleren und seitlichen Venen an der Fußsohle, die Fußrückenvene, die langen und kurzen *Venae saphenae*, die dicht unter der Haut des Unterschenkels liegen, und ihre Nebenäste, die *Vena posterior* und *anterior tibialis* im tiefer liegenden Venennetz des Unterschenkels; die Kniekehlenvene *(Vena poplitea)* und schließlich die *Vena femoralis* im Oberschenkel, die sich in die Leistengegend hochzieht. Von dort fließt das Blut durch die untere Hohlvene zum Herzen zurück.

Das *Lymphsystem* umspült jede einzelne unserer Körperzellen. Die Lymphflüssigkeit hält das Gewebe feucht und hilft mit, örtlich begrenzte Infektionen zu bekämpfen. Sie sammelt sich um die Zellen; die Füße und Beine werden durch Lymphkapillare versorgt, die in oberflächige oder tiefer liegende Lymphgefäße münden, welche schließlich zu den Lymphknoten *(Lymphonodi inguinales)* in der Leistengegend führen.

Die Nerven

Alle Nerven in den Füßen und Beinen entspringen in den Lenden- und Kreuzbeinwirbeln, die am unteren Ende der Wirbelsäule liegen. Von dort aus senden die motorischen Nerven ihre Befehle an die Muskeln; die sensorischen Nerven melden Informationen über Hitze, Schmerz, Oberflächenbeschaffenheit usw. zurück an das Rückenmark, wo sie ans Gehirn zur Verarbeitung weitergeleitet werden.

Wir erwähnen hier nur einige der wichtigsten Nerven in den Füßen und Beinen: Der *Oberschenkelnerv* versorgt den größten Teil des Oberschenkels; der *Nervus saphenus,* der *Schienbeinnerv* und der *Peronaeus* decken den Unterschenkel ab; die Fußsohle ist unter anderem mit dem *Nervus suralis, plantaris medialis* und *plantaris lateralis* bestückt, und die mittleren und seitlichen Endausläufer des *Peronaeus profundus* versorgen den Fußrücken.

Dieser kurze Überblick will Ihnen nur einen Orientierungsrahmen geben, mit dessen Hilfe Sie die vielfachen Beziehungen zwischen dem Knochen-, Muskel-, Kreislauf- und Nervensystem leichter verstehen können. Halten Sie sich diese gegenseitige Abhängigkeit vor Augen, wenn Sie in vorangehenden Kapiteln über Erkrankungen und Verletzungen nachlesen, die das Gleichgewicht zwischen diesen Systemen stören können. Signalisiert das Nervensystem »Schmerz«, können sich Muskeln verspannen und verkürzen, an den Bändern zerren und damit die Knochen aus ihrer normalen Lage verschieben. Ein schwacher Kreislauf kann zu Muskelkrämpfen oder Nervenkribbeln führen; umgekehrt erschweren Inaktivität und Muskelschwäche es den Venen, das Blut zurück zum Herzen zu befördern. Die Kapillaren reagieren auf Informationen der Nervenenden, die sie mit Nährstoffen versorgen.

Diese wenigen Beispiele sollten genügen, um aufzuzeigen, daß es bei der Behandlung von Fuß- und Beinproblemen sinnlos ist, nur die Muskeln, oder die Knochen, oder irgendein anderes System isoliert zu betrachten. Alle hängen voneinander ab; Ziel muß sein, ihr ursprüngliches Gleichgewicht und ihre Harmonie wiederherzustellen.

Kräutersalbe und Kräuterlösung

Kräutersalbe

1 l kaltgepreßtes Distel- oder Sonnenblumenöl

15 g Beinwellblätter (Symphytum officinale)

15 g Kanadische Gelbwurzel (Hydrastis canadensis)

15 g Pfefferminzblätter (Mentha piperata)

Vitamin-E-Kapseln (d-alpha-Tocopherol)

Vitamin-A-Kapseln (beta-Carotin)

Vitamin-D-Kapseln (pflanzlicher Herkunft)

Einmachglas

Mulltuch

Öl, Beinwellblätter, Gelbwurzel und Pfefferminzblätter in einem großen Topf vermischen; am besten geeignet ist ein Wasserbadtopf. Die Mischung bei *sehr* niedriger Temperatur erwärmen. Man muß den Finger ins Öl stecken können, ohne sich zu verbrennen; die Temperatur von 65 Grad Celsius sollte nicht überschritten werden. Beginnen Sie mit der Herstellung der Salbe früh morgens, da die Mischung mindestens 12–24 Stunden warm gehalten werden muß. Zweck der Prozedur ist es, die natürlichen Heilstoffe der Kräuter herauszuziehen, ohne sie durch zu große Hitze zu zerstören. Kaltgepreßtes Öl ist aus dem Grunde vorzuziehen, weil es Vitamine wie Vitamin E und Mineralstoffe enthält, die den Heilvorgang

unterstützen. Wird Öl bei hohen Temperaturen extrahiert, können diese Substanzen zerstört werden. Ist das Auszugsverfahren beendet, seihen Sie das Öl zweimal durch ein sauberes, frisches Mulltuch (am besten kochen Sie es vorher aus, um alle Bakterien abzutöten). Damit befreien Sie das Öl von Partikeln, die an der entzündeten oder geschädigten Haut scheuern könnten. Fügen Sie anschließend den Inhalt der Vitaminkapseln hinzu. Empfehlenswert ist ein Zusatz von mindestens 25 000–50 000 I.E. je Vitamin. Stechen Sie die Kapseln mit einem Zahnstocher auf und vermischen Sie die Vitamine gut mit dem Öl. Wahrscheinlich haben die Kräuter das Öl im Verlauf des Auszugsverfahrens grün gefärbt. Füllen Sie es ins Einmachglas um.

Im Kühlschrank hält sich diese Salbe bis zu sechs Monate lang. Das im Öl selbst enthaltene und zugesetzte Vitamin E wirkt als natürliches Konservierungsmittel. Besorgen Sie sich in der Apotheke ein kleines Salbentöpfchen (höchstens 50 ml), in das Sie eine kleine Menge Salbe abfüllen. Sie können es für den täglichen Gebrauch bei Raumtemperatur aufbewahren, während der Rest gekühlt werden muß, damit die Heilkräfte nicht verlorengehen.

Die Salbe ist dreimal täglich anzuwenden. Reiben Sie sanft eine kleine Menge in die Haut ein und wischen

Sie alle Reste ab, die nicht in die Haut einziehen. Brechen Sie die Behandlung ab, falls Hautreizungen auftreten. Diese antimykotische und antibakterielle Salbe ist ideal bei Pilzinfektionen, Schnitt- und Kratzwunden, Bienenstichen usw.; verwenden Sie sie jedoch nie bei tiefen Wunden oder Schnitten oder in der Augengegend. Wenn Sie irrtümlich eine kleine Menge davon verschlucken, macht das gar nichts! Damit die Salbe nicht so teuer wird, können Sie die Zutaten anteilmäßig verringern.

Kräuterlösung

1 l kochendes Wasser
7 g Beinwellblätter (Symphytum officinale)
7 g Kanadische Gelbwurzel (Hydrastis canadensis)
7 g Pfefferminzblätter (Mentha piperata)
Einmachglas mit 1 Liter Fassungsvermögen
Mulltuch

Bereiten Sie einen Tee zu, indem Sie die Zutaten ins kochende Wasser geben. Lassen Sie den Tee zugedeckt 30 Minuten ziehen. Seihen Sie die Lösung sorgfältig zweimal durch das Mulltuch, um alle Blätter zu entfernen. Lassen Sie die Lösung auf Zimmertemperatur abkühlen; verwenden Sie sie nie kochend heiß. In einem verschlossenen Einmachglas hält sie sich bis zu 48 Stunden; dann müssen Sie sie weggießen. Je nach benötigter Menge können Sie die Zutaten natürlich anteilmäßig verringern.

Umwickeln Sie die zu behandelnde Stelle mit steriler Gaze oder einem Verband. Gießen Sie soviel Lösung auf die Gaze, bis sie ganz vollgesogen ist. Lassen Sie den Verband an der Luft austrocknen. Wiederholen Sie diesen Vorgang so oft wie nötig.

Diese Lösung wirkt antimykotisch, antibakteriell und leicht adstringierend. Machen Sie damit Umschläge wie oben beschrieben.

Diese Lösung kuriert Hautinfektionen aus, lindert den Juckreiz und Entzündungen in der Haut und trocknet nässende Stellen aus, die durch Schürfwunden, Pilzinfektionen usw. entstanden sind. Nehmen Sie nie ein Fußbad in dieser Lösung und brechen Sie die Behandlung ab, wenn Hautreizungen auftreten.

Erklärung der Fachbegriffe

Achillessehne Die Sehne oberhalb der Ferse, die den dreiköpfigen Wadenmuskel mit dem Fersenbein *(Kalkaneus)* verbindet.

Aerobe Bewegungsformen Alle Arten von Bewegung, bei denen große Muskelgruppen rhythmisch und kontinuierlich beansprucht werden.

Akupressur Tiefgehender, kräftiger Druck, der zu Heilzwecken auf bestimmte Körperstellen ausgeübt wird (die in der Regel mit den Akupunkturpunkten auf den Meridianen übereinstimmen).

Akut Heftig, plötzlich und rasch einsetzend. Der Begriff wird zur Beschreibung von Verletzungssymptomen wie Schmerzen oder zur Charakterisierung eines Krankheitsverlaufs eingesetzt.

Antihistamine Eine Gruppe natürlich vorkommender chemischer Substanzen im Körper, die den von Histaminen ausgelösten Symptomen (Allergiesymptomen) entgegenwirken.

Arteria poplitea Die Hauptarterie in der Kniekehle, die am Ende der Oberschenkelarterie beginnt und kurz darauf in die Schien- und Wadenbeinarterien des Unterschenkels mündet. Diese Arterie versorgt alle Strukturen im Knie und in der Kniegegend.

Arterie Eine hohle Röhre, die das Blut vom Herzen weg zu sämtlichen Körperzellen transportiert.

Außenrotation Eine abnorme Drehung der Füße und Beine nach außen, was vor allem beim Gehen sichtbar wird.

Bänder Fasrige Gewebebänder, die mit zwei oder mehr Knochen innerhalb und/oder außerhalb eines Gelenks verwachsen sind, das Gelenk stabilisieren und für kontrollierte Bewegungen sorgen.

Belladonna-Familie Gruppe pflanzlicher Nahrungsmittel, in der das Alkaloid Atropin natürlich vorkommt. Dazu gehören Tomaten, gelbe Zwiebeln, weiße Kartoffeln, Paprika und Auberginen.

Breite Laufschuhferse Sohle im Fersenbereich des Laufschuhs, die nach unten hin breiter zuläuft als das Oberteil des Schuhs und damit dem Fuß zusätzlichen Halt sowohl in der Mitte als auch an den Seiten gibt.

Chronisch Bezeichnung für die lange Dauer, langsame Entwicklung oder häufige Wiederkehr oft schwacher Symptome einer Verletzung oder Erkrankung.

Claudicatio intermittens Zeitweise auftretendes Hinken mit krampfartigen Schmerzen, ausgelöst durch mangelnde arterielle Blutversorgung der Muskeln und die Konzentration von Stoffwechselschlacken in den Muskeln.

Dermatitis Jede Art von Hautentzündung, die durch Jucken, Abschuppen der Haut, Nässen oder Eiterungen charakterisiert ist.

165

Earth-Shoe Ein Schuhtyp, der in den 70er Jahren entwickelt wurde und bei dem die Ferse niedriger als die restliche Sohle liegt (»Negativabsatz«). Durch diesen Schuh können beim Gehen die Wadenmuskeln überbeansprucht werden.

Elektrische Verödung Behandlungsmethode bei Gewebswucherungen, z. B. bei Warzen.

Endorphin Natürlich vorkommende Substanzen im Gehirn, die Schmerzen kontrollieren und mit dem Hochgefühl in Verbindung gebracht werden, das ein Läufer nach dem Lauftraining haben kann.

Femur Oberschenkelknochen.

Fersenkappe Stützteil, meist aus Leder oder Kunststoff, das in den hinteren Teil eines Schuhs eingearbeitet ist.

Fibula Wadenbein; der lange Knochen an der äußeren Unterschenkelseite.

Fissuren Tiefe Hauteinrisse, die oft durch Pilzinfektionen verursacht werden.

Fußgewölbe Die bogenförmige Knochenstruktur im normalen Fuß.

Fußorthopädie Ein Arzt, der sich auf das Studium und die Behandlung von Fuß- und Beinproblemen spezialisiert hat.

Ganglion (Überbein) Eine Zyste, die sich am Sehnengleitgewebe bildet und eine dicke, sehr zähe (gallertartige) Flüssigkeit enthält, die aus Muco-Polysacchariden und Fasergewebe besteht. Überbeine bilden sich in der Regel an den Füßen oder Händen.

Gangrän Absterbendes Gewebe durch fehlende Durchblutung (z. B. bei Erfrierung).

Gefäßkrampf Kontraktionen der Muskeln in den Arterien, die einen teilweisen oder vollständigen Verschluß des Blutgefäßes bewirken.

Gelenkinnenhaut *Membrana synovialis*. Eine Hautschicht, die die Gelenke, aber nicht den Knorpel bedeckt und Gelenkschmiere produziert.

Gelenkschmiere Flüssigkeit in den Gelenken, die von der Gelenkinnenhaut produziert wird. Diese Flüssigkeit dient als Schmiermittel, das die Reibung verringert und eine Abnutzung des Gelenks verhindert.

Geschwür Eine offene oder wunde Stelle auf der Haut, ohne Gewebeverlust, mit oder ohne Infektion.

Gicht Ererbte Krankheit, bei der der Körper nicht imstande ist, Purine auszustoßen (Abfallprodukte des Eiweißstoffwechsels wie z. B. Harnsäure). Folgen sind akute Gelenkschmerzen sowie andere, länger anhaltende Symptome.

Großzehenballen Die Ausbuchtung oder Vergrößerung des Gelenkkopfs des ersten Mittelfußknochens an der Fußinnenkante.

Hämosiderin Goldgelbe oder gelbbraune eisenhaltige Eiweißkomplexe, eine Speicherform von Eisen im Organismus. Verfärbt sich beim Oxidieren rotbraun.

Hämosiderinablagerungen Rotbraune Verfärbungen im Unterschenkel, die durch den Austritt von Hämosiderin aus den Wänden der Blutgefäße in die Fett- und Unterhautschichten der Beine und Füße verursacht werden.

Hammerzehen Eine ererbte Deformität, bei der die Zehen im ersten Zehengelenk nach unten gebogen sind. Dabei können Schmerzen auftreten oder auch nicht; die Zehen können steif oder beweglich sein.

Harnsäure Die in Urin und Blut vorhandenen gelösten Kristalle der H. können bei Gichtanfällen Schmerzen in den Gelenken verursachen. Harnsäure kann auch Steine in der Blase oder den Nieren bilden, die verschiedene Beschwerden auslösen.

Hornhaut Verdickte, harte, trokkene Hautschwielen vor allem an der Fußsohle, die durch übermäßige Reibung oder rhythmisch wiederkehrenden Druck beim Sport, durch schlechtsitzende Schuhe, Knochenfehlstellungen oder Druck vom Untergrund hervorgerufen werden.

Impetigo Eiterflechte. Eine bakterielle Hautinfektion, die äußerst ansteckend ist.

Innenrotation Eine abnorme Einwärtsdrehung von Fuß und Bein; Gehen »über den großen Onkel«.

Kahnbein Wichtiger Knochen der Fußwurzel, neben dem Würfelbein, vor dem Sprungbein und hinter dem ersten und zweiten Keilbein.

Kalkaneus Fersenbein.

Kalt gepreßt Bezeichnung für Öle, die aus dem bloßen Pressen der Früchte, Nüsse oder Samen gewonnen werden, ohne gleichzeitiges Erhitzen, das die natürlichen, im Öl enthaltenen Vitamine zerstört.

Kapillare Die kleinsten Blutgefäße, die die Verbindung zwischen dem arteriellen und venösen Blutkreislauf schaffen.

Keilbein Drei kleine, keilförmige Knochen im mittleren Fußbereich.

Klumpfuß Jede Fußdeformität, die auf das Sprungbein zurückzuführen ist; der Fuß befindet sich dabei in einer abnorm verdrehten Position.

Kniesehnen Zwei Sehnengruppen im oberen Bereich der Kniekehle, an denen bestimmte Muskeln der hinteren Oberschenkelmuskulatur ihren Ausgang nehmen.

Knochensporn Ein spitzer Knochenfortsatz, der sich durch zusätzliche Ablagerungen von Kalzium über einer Bruchstelle, einer Streßfraktur oder bei wiederholter Einwirkung von extremem Druck bildet.

Krampfadern Venen, die sich erweitert und vergrößert haben, weil der Verschlußmechanismus der Venenklappen nicht mehr richtig funktioniert.

Kreuzbeinwirbel Sakralwirbel. Die fünf Kreuzbeinwirbel beherbergen Nerven, die die Beine und die Gesäßgegend versorgen. Sie liegen unterhalb der fünf Lendenwirbel, direkt oberhalb des Steißbeins und sehen aus, als ob sie miteinander verschweißt wären.

Leisten Form, über der ein Schuh gearbeitet wird; gute Schuhe werden über einem Kombinationsleisten hergestellt, der im Vorderfußbereich breiter und an der Ferse schmaler ist.

Leistendrüsen   Zahlreiche große, kreisförmige Gebilde in der Leistengegend oben am inneren Bereich der Oberschenkel. Hier sammelt sich die Lymphe aus den Beinen.

Lendenwirbel   Die fünf Wirbel im Kreuzbereich zwischen Kreuzbeinwirbeln und Brustwirbeln. Die meisten Nerven, die in die Füße und Beine hinabführen, haben ihren Ursprung in den Lendenwirbeln.

Lymphe   Klare, transparente, manchmal gelbliche Flüssigkeit, die aus den Körperzellen abfließt und sich ansammelt, durch das Lymphsystem abtransportiert wird und schließlich in den venösen Kreislauf eintritt. In der Lymphflüssigkeit befinden sich weiße Blutkörperchen in unterschiedlicher Anzahl sowie einige wenige rote Blutkörperchen.

Lymphsystem   Das System der Lymphgefäße, Lymphknoten usw., die die Lymphflüssigkeit zu den Zellen befördern und wieder abtransportieren.

Marschfraktur   Laienbezeichnung für Streßfrakturen der Mittelfußknochen.

Metatarsus adductus   Eine abnorme Position der Mittelfußknochen, die nach innen zur Körpermitte hin verdreht sind.

Mittelfußgelenke   Gelenke an den distalen, den Zehen zugewandten Enden der Mittelfußknochen.

Musculus gastrocnemius   Zwillingswadenmuskel. Er setzt am unteren Ende des Oberschenkelknochens an, erstreckt sich über die Wadenmitte und die Mittelpartie der Achillessehne

bis zum Fersenbein. Seine Hauptfunktion besteht im Anheben der Ferse, die er außerdem beim Gehen nach vorn bewegt.

Nävus   Muttermal, Leberfleck; meist kreisförmig, braun, schwarz oder rot gefärbt.

Nervus femoralis   Oberschenkelnerv, der aus dem zweiten, dritten und vierten Lumbalnerv entspringt und die Haut und Muskeln des vorderen Oberschenkelbereichs versorgt.

Nervus saphenus   Dieser Nerv zweigt im Leistenbereich vom Oberschenkelnerv ab und erstreckt sich bis zu den Füßen; er versorgt die Haut der Füße und Beine.

Nikotin   Chemische Substanz, die in allen Tabaksorten enthalten ist. Eine ihrer Eigenschaften ist die vorübergehende Verengung der Blutgefäße in Händen, Füßen und der Haut bis zum Verschluß.

O-Beine   Laienbezeichnung für *Genu varum*, eine Beinstellung, bei der die Knie nach außen gebogen sind. → X-Beine.

Ödem   Schwellung an Füßen und Beinen durch Wassereinlagerung.

Optimale Herzfrequenz   Die ideale Herzfrequenz in Ruhe oder beim Training. Diese Frequenz ist bei jedem Menschen unterschiedlich.

Orlon   Kunstfaser, die für Socken und andere Kleidungsstücke eingesetzt wird. Sie ist leicht, atmet aber nicht, so daß sich der Schweiß staut.

Orthopädie   Alles, was mit der Entwicklung und therapeutischen Behandlung von Knochen zu tun hat.

Orthopädische Einlagen Nach biomechanischen Prinzipien konstruierte Einlagen, die in den Schuhen getragen werden und beim Gehen eine natürliche Haltung der Fußknochen erzwingen, da sie nur »normale« Bewegungen der Gelenke und Knochen zulassen. Zur Herstellung orthopädischer Einlagen werden verschiedene Materialien verwendet.

Osteoarthritis Entzündliche Erkrankung, die die Gelenke befällt. Neueren Forschungen zufolge ist ein »überaktives Abwehrsystem« eine der Hauptursachen.

Osteoporose Erkrankung, bei der sich Kalzium aus den Knochen löst und in den Blutkreislauf übertritt, wodurch sich die Knochensubstanz insgesamt verringert. Die Folge sind zahlreiche Symptome, darunter Schmerzen und spontane Knochenbrüche. In der Regel erkranken Frauen nach der Menopause und ältere Männer an O.

Patella Kniescheibe.

Periostitis Eine oft sehr schmerzhafte Entzündung der hauchdünnen Knochenhaut *(Periost)*.

Phlebitis Entzündung einer Vene, die durch ein Blutgerinnsel *(Thrombus)* oder eine merkliche Verlangsamung im venösen Blutkreislauf ausgelöst wird.

Plantaraponeurose Muskel- und Sehnenplatte unter dem Fuß im Gewölbebereich. Sie reicht vom vorderen Rand des Fersenbeins bis zu den Mittelfußknochen. Eine Entzündung der Plantaraponeurose wird von Schmerzen und Muskelkrämpfen begleitet

und oft irrtümlich für eine Streßfraktur des Fersenbeins gehalten.

Plattfüße Hier bricht das Fußgewölbe bei jedem Schritt in sich zusammen *(Pes planus)*.

Polyarthritis, primärchronische Eine oft schwere Form von Arthritis, die Frauen häufiger betrifft als Männer. In der Regel bricht die Erkrankung in der Mitte des vierten Lebensjahrzehnts aus. Symptomatisch sind heftige Schmerzen, Gelenksteifheit und -deformationen, die sich mit der Zeit verschlimmern.

Polypropylen Synthetische Faser, die für verschiedene Kleidungsstücke eingesetzt wird und mithilft, den Schweiß von der Haut abzuleiten.

Pronation Fehlhaltung, bei der bestimmte Knochen im Knöchelgelenk und seiner Umgebung nach innen und nach unten verdreht sind. Normal ist eine Pronationsbewegung des Fußes beim Gehen während der ersten 15 Prozent jedes Schrittes; dies läßt sich als Adaption der Fußbewegung an den Boden auffassen. Übermäßige P. jedoch ist Ursache Nummer eins für zahlreiche Fußbeschwerden und Verletzungen bei gestörter Fußstatik.

Psoriasis Schuppenflechte. Ein Hautleiden, das durch psychischen Streß oder falsche Ernährung hervorgerufen wird. Symptome sind Juckreiz und Entzündungen der betroffenen Hautstellen, die trocken sind und sich in silbrigen Schuppen abschälen.

Purine Natürlich vorkommende, in der Nahrung enthaltene Substanzen, die bei manchen Menschen Gicht verursachen können, falls nicht dafür gesorgt wird, daß die Purine nicht ins Blut gelangen. Höhere Konzentrationen von Purinen sind in folgenden Nahrungsmitteln enthalten: Fleisch und Innereien, Vollgetreide, Spinat, Wasserkresse, Pilzen, Erbsen, Limabohnen, Linsen, Zwiebeln, Alkohol, Tee und Kaffee.

Rennhaken Können anstelle von Riemen an Fahrradpedalen verwendet werden, um die Schuhe beim Fahren an den Pedalen zu befestigen.

Schienbeinschmerzen durch Insertionstendopathie Verletzung und Entzündung der Muskeln im Schienbeinbereich. Die Muskeln üben an den Ansatzstellen einen zu starken Zug vom Knochen weg aus, was zu Entzündungen, Schmerzen und Empfindlichkeit im betroffenen Bereich führt.

Schiene Wird an den Schuhsohlen von Säuglingen und Kleinkindern befestigt, um eine Fehlstellung der Oberschenkel zu korrigieren (Innen- oder Außenrotation). Sie besteht aus einer starren Stange, die aus einer Aluminium- oder Stahllegierung hergestellt ist.

Sehne Fasriger Endteil eines Muskels, der am Knochen befestigt ist und ihn bewegt, wenn der Muskel kontrahiert.

Sehnenentzündung Entzündung der gesamten Sehne oder eines Sehnenteils eines Muskels aufgrund einer Verletzung oder Erkrankung, was mit Schmerzen, Schwellungen und Muskelkrämpfen verbunden ist.

Serotonin Eine gefäßverengende Substanz, die beteiligt ist, wenn sich unsere Blutgefäße zusammenziehen, und die in bestimmten Bereichen des Zentralnervensystems und in vielen Randgeweben in relativ hoher Konzentration vorhanden ist.

Sesambeine *(Ossa sesamoidea)* Zwei kleine, runde Knochen, die unter dem Fußballen liegen (dem Ende des ersten Mittelfußknochens) und die jeder Mensch besitzt.

Shiatsu Eine Tiefenmassage-Technik, im Grunde eine von den Japanern entwickelte Variante der Akupunktur. Bei Shiatsu wird auf bestimmte Punkte des Körpers mit Fingern, Knöcheln, Ellbogen oder Knien starker Druck ausgeübt, der in die Tiefe geht.

Spitzfuß Meist Symptom einer Nervenschädigung durch einen Schlaganfall, Unfall oder eine andere Erkrankung. Bei einem Spitzfuß ist eine Dorsalflexion unmöglich, das heißt, der Fußrücken kann beim Gehen nicht zum Schienbein angehoben werden.

Sprunggelenk Einer der Knochen des Fußknöchels. Das Sprunggelenk sitzt über dem Fersenbein und zwischen den Malleoli (den Knochen auf beiden Seiten des Fußknöchels am Ende des Schienbeins und des Wadenbeins).

Stoffwechselschlacken Endprodukte aller Arten von Stoffwechselvorgängen im Körper.

Streßfraktur Ermüdungsbruch. Ein Knochenbruch, hervorgerufen durch plötzliche oder wiederholte Einwirkung einer Kraft, die die Toleranzgrenze des Knochens überschreitet. Oft sind Fehlhaltungen im Fuß oder im Oberkörper eine der Mitursachen.

Subakut Zwischen akut und chronisch; der Begriff dient der Charakterisierung des Verlaufs einer Erkrankung oder Verletzung.

Thermoplaste Plastomere; Kunststoffe, die sich bei Erwärmen verformen lassen und bei der Herstellung orthopädischer Einlagen verwendet werden.

Thrombophlebitis Venenentzündung, die durch einen Blutpfropf verursacht wird.

Tibia Schienbein. Der größere, dickere und breitere der beiden Unterschenkelknochen.

Tractus iliotibialis Sehnenstrang, der von der Spitze der Hüftgelenkspfanne zum äußeren Gelenkkopf des Schienbeins führt und bei manchen Menschen besonders anfällig für Entzündungen ist. Ursachen dafür sind Unausgewogenheiten in der Statik des Ober- oder Unterkörpers.

Triathlon Dreikampf. In einem einzigen Wettkampf werden drei verschiedene Disziplinen ausgetragen.

Umschlag Jede Art von Material oder Substanz, die auf den Körper aufgelegt wird und eine Heilwirkung durch Verdunstung und/oder ein Eindringen medizinischer Heilsubstanzen in die Haut hat (z. B. ein Umschlag mit feuchtem Moos oder Schlamm gegen Bienenstiche). Umschläge werden oft heiß angewendet.

Vasodilatator Arzneimittel oder andere Substanz, die die Gefäße erweitert.

Vasokonstriktor Arzneimittel oder andere Substanz, die die Gefäße verengt.

Vene Blutgefäß, das verbrauchtes Blut zurück zum Herzen leitet.

Venenklappen Diese Gewebetaschen in den Venen sorgen normalerweise dafür, daß das Blut nicht zurückfließt. Sind sie schadhaft, kann das Blut zurücksacken, was zu Blutklümpchen (Thrombose), Venenentzündung (Phlebitis), Krampfadern, Geschwüren und Infektionen führen kann.

Verruca plantaris Sohlen- oder Dornwarze; eine oft schmerzhafte Wucherung an der Fußsohle, die durch einen Virus hervorgerufen wird.

Verwachsungen Fasrige Gewebestränge, die sich innerlich in einem bestimmten anatomischen Bereich als Folge von Verletzungen oder Operationen bilden.

Würfelbein Würfelförmiger Knochen im mittleren Fußbereich.

X-Beine Ist der Oberschenkel übermäßig nach innen gebogen, so daß sich die Knie ganz oder fast berühren, spricht man von X-Beinen. → O-Beine.

Zerrung Verletzung der Bänder, wenn das Gelenk über seine Grenzen hinaus bewegt wird, jedoch ohne Verrenkung oder Bruch.

Zwischensohle Teil des Schuhs zwischen dem Obermaterial und der Außensohle, die Kontakt mit dem Boden hat.

Register

Anhang